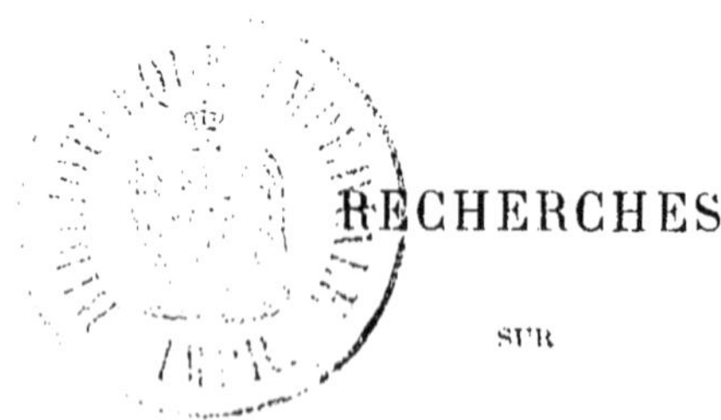

RECHERCHES

SUR

L'ALTÉRATION SÉNILE DE LA PROSTATE

ET SUR

LES VALVULES DU COL DE LA VESSIE

Paris — A. PARENT, imprimeur de la Faculté de Médecine, rue Monsieur-le-Prince, 31.

RECHERCHES

SUR

L'ALTÉRATION SÉNILE

DE

LA PROSTATE

ET SUR

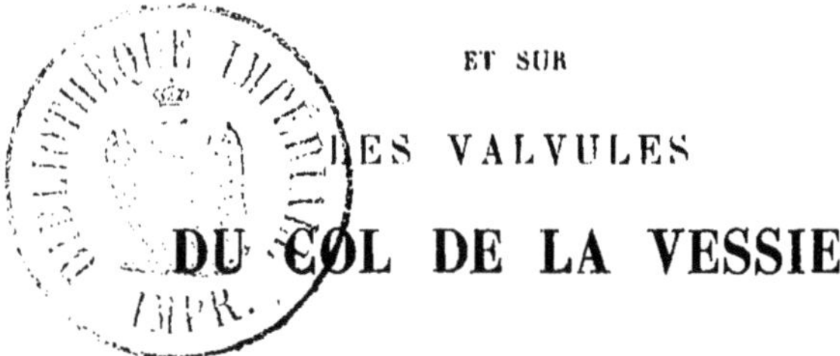

LES VALVULES

DU COL DE LA VESSIE

PAR

C. M. TIMOLÉON DODEUIL

Docteur en Médecine,

Ex-Interne en Médecine et en Chirurgie des hôpitaux de Paris,

Lauréat de la Faculté de Médecine,

Membre de la Société anatomique,

de la Société d'Anthropologie, etc.

PARIS

ADRIEN DELAHAYE, LIBRAIRE-ÉDITEUR

PLACE DE L'ÉCOLE-DE-MÉDECINE

1866

RECHERCHES

SUR

L'ALTÉRATION SÉNILE

DE

LA PROSTATE

ET SUR

LES VALVULES

DU COL DE LA VESSIE

> Veritas *visu* et morâ, falsa festinatione et incertis valescunt.
>
> (TACITE, *Annales.*)

CONSIDÉRATIONS PRÉLIMINAIRES.

La prostate est un corps glanduleux situé à la jonction de deux appareils très-importants. C'est à son niveau que les voies génitales de l'homme se réunissent aux voies urinaires pour ne plus avoir qu'un conduit excréteur commun.

Cette glande est enveloppée d'une trame musculaire et fibreuse, d'une consistance ferme et d'une couleur blanchâtre.

De même que les autres organes de la vie organique, la prostate n'a pas la forme précise et rigoureuse des parties attribuées à la vie animale. Elle ressemble, sous ce rapport, à tous les organes glanduleux qui, selon l'expression de Bichat, présentent mille modifications dans leur volume, leur direction et leurs proportions diverses.

L'anatomie nous enseigne que la prostate, rudimentaire dans le jeune âge, suit le développement du testicule.

Chez l'adulte, ces deux glandes, dans toute la plénitude de leur puissance, ont atteint leur développement le plus complet; bien nourries, bien vascularisées, elles sécrètent avec énergie ; l'élément glanduleux est abondant, sa structure est irréprochable.

Tout cela s'harmonise et concorde avec l'importante fonction qui doit être remplie. Le tissu glandulaire est un de ceux où les sympathies jouent le plus grand rôle. Destinée à concourir aux fonctions génératrices, la prostate répond au stimulus génésique qui excite sa vitalité en activant sa sécrétion.

Dans la vieillesse, les fonctions sécrétoires diminuent, le repos qui résulte de l'intermittence d'action de la glande se prolonge. Il se passe ici ce qu'on observe dans tout le système glanduleux, bien que ce système soit peut-être celui où la vie s'éteigne le plus lentement, sa diminution d'énergie n'en est pas moins évidente et progressive.

Une exception apparente semble exister pour les glandes des bronches, dont la sécrétion augmente chez beaucoup de vieillards. Mais c'est là un phénomène morbide résultant d'une inflammation chronique. Cependant il y a peut-être plus : les sécrétions du vieillard ne sont pas taries; elles ne sont que ralenties et modifiées. La physiologie normale ou pathologique nous apprend que la somme d'activité des glandes est limitée ; la diminution d'énergie, dans une partie du système, coïncide souvent avec un surcroît d'activité dans un autre point. Il est assez rationnel, si cette cause intervient, qu'elle influe sur les sécrétions de l'appareil respiratoire qui est celui dont les fonctions se conservent avec une certaine énergie jusqu'aux plus extrêmes limites.

Il n'y a donc là que les apparences d'une exception, et l'on peut dire, d'une manière générale, que le système glandulaire subit comme les autres une atrophie chez le vieillard. Moins prononcée dans les parties indispensables à l'entretien régulier de la nutrition, cette atrophie l'est davantage dans les glandes qui ont pour but la conservation de l'espèce.

L'atrophie de la mamelle, du testicule, est un effet naturel et constant de la vieillesse.

Nos recherches nous autorisent à ajouter que l'atrophie de la prostate est également un résultat fatal des progrès de l'âge.

Mais, si la prostate suit cette marche décroissante et régressive, comment se fait-il qu'elle semble conserver son volume, et que, dans beaucoup de cas, elle paraisse même hypertrophiée?

Si la glande diminue, par quoi le vide est-il comblé? Si l'élément sécréteur s'atrophie, quel est celui qui le remplace?

Il y a dans l'économie un tissu d'une structure simple, peu vasculaire, et d'une vitalité obscure, c'est le tissu fibreux.

Le tissu glandulaire est l'attribut de la vigueur et de l'accroissement; la prédominance du tissu fibreux est, au contraire, le signe de la vieillesse et de la décrépitude.

Quand une fonction se ralentit ou se paralyse, l'élément actif tend à disparaître; il est remplacé par le tissu fibreux, élément inerte et passif.

Ce qui est vrai pour les muscles, pour les nerfs, etc., l'est aussi pour la prostate.

Lorsque la fonction génératrice diminue ou se supprime, quand les veines du petit bassin sont dans un état de congestion passif et permanent, la glande inactive et mal nourrie s'altère, son épithélium devient granuleux, ses *acini* sont comprimés, étouffés par le tissu fibreux qui se substitue, et dont la production dépasse quelquefois les limites compatibles avec le fonctionnement régulier de la vessie; la gêne produite par la compression peut même s'étendre jusque sur le rectum.

La prostate exerce depuis longtemps la sagacité des médecins et des anatomistes. Elle est déjà signalée par Hérophile. Mais il faut traverser des siècles pour trouver dans les auteurs quelques notions précises sur la pathologie et même sur l'anatomie de cette glande.

Vésale l'étudie avec soin sous ce dernier point de vue.

Morgagni pose les fondements de l'anatomie pathologique de la prostate, et, depuis, cette étude a été l'objet de nombreux travaux auxquels se rattachent d'illustres noms, parmi lesquels on trouve de Graaf, Caldani, Lieutaud, Sabatier, Boyer, Dupuytren, Roux, Blandin, MM. Cruveilhier, Velpeau, etc. Des travaux plus récents et qui présentent un grand intérêt sont dus à MM. Senn, Huschke, Mercier, Thompson. Nous sommes bien loin de les citer tous dans ce simple aperçu historique; mais il en est d'autres que nous aurons l'occasion de mentionner dans le cours de notre étude.

On peut dire que, depuis Morgagni, presque tous les auteurs d'anatomie ou de pathologie chirurgicale ont abordé la question en essayant la plupart d'y introduire quelque lumière.

Outre les traités didactiques et spéciaux publiés par les auteurs que nous venons de citer, la pathologie de la prostate possède encore des monographies intéressantes telles que la thèse d'agrégation de Béraud; les thèses inaugurales de Gellie, de Caudmont, etc.

Malgré cette multiplicité de travaux, il existe encore bien des lacunes dans la pathologie de cette petite glande dont le rôle physiologique est obscur et dont le rôle morbide est si grand.

Nous dépasserions de beaucoup les limites que nous nous sommes assignées en essayant, non pas d'apprécier, mais seulement d'énumérer les opinions nombreuses et diverses qui ont été présentées sur la question.

Nous négligerons volontiers la partie historique et critique du sujet pour n'exposer que les faits et les déductions tirés des recherches cliniques et anatomo-pathologiques.

ANATOMIE PATHOLOGIQUE.

Pour la facilité de la description, nous sommes obligé d'établir des divisions et de considérer plusieurs variétés dans la forme de l'altération prostatique sénile. Si ces divisions sont utiles au point de vue de l'étude et même au point de vue pratique, il est cependant vrai qu'elles sont purement artificielles, comme presque toutes les classifications médicales, et qu'il ne faut pas en exagérer l'importance.

Nous verrons en effet que, quand on examine la nature intime de l'altération, elle est toujours à peu près la même, quelle que soit sa forme ; en outre, entre les deux variétés extrêmes il y a tous les intermédiaires ; la transition est insensible, il faut savoir la suivre en évitant le plus possible de séparer, d'après de simples nuances, des modifications connexes et presque identiques d'une même affection.

L'altération sénile se présente sous les formes suivantes : 1° sans augmentation de volume; 2° avec augmentation de volume uniforme ; 3° avec augmentation de volume unilatéral ; 4° enfin, dans un dernier paragraphe, on peut placer les petites tumeurs plus ou moins arrondies, situées au niveau du col, soit sur les côtés, soit le plus souvent à la partie inférieure et médiane.

Cette dernière variété, dans laquelle les productions séniles jouent quelquefois le rôle d'opercule, nous conduira insensiblement à l'étude de ce qu'on a désigné sous le nom de *valvule*, et nous verrons que cette dernière production n'est qu'un dérivé ou même une simple variété des précédentes.

Les diverses formes dont nous allons parler peuvent se montrer isolément telles que nous les décrirons : mais cette régularité, nécessaire dans un exposé d'anatomie pathologique, n'est pas constante, et souvent on trouve réunies sur le même sujet deux ou trois des variétés dont il s'agit, ou bien on observe une forme mixte difficile à classer. Cela est sans importance, car, encore une fois, la médecine se prête peu aux divisions nettes et tranchées si utiles dans l'étude de certaines sciences.

Examinons d'abord l'altération quant à la forme.

La disposition la plus simple qu'il soit possible d'observer est celle où la prostate, modifiée dans sa structure, n'est pas sensiblement augmentée de volume et a conservé ses rapports normaux.

L'urèthre n'est pas dévié ; l'altération ne dépasse pas les limites de la prostate dont la partie glandulaire est le plus souvent atrophiée.

Alors il n'existe aucun trouble fonctionnel sérieux; la sécrétion seule est modifiée.

Cette transformation passe inaperçue pendant la vie.

L'altération sénile peut déterminer l'augmentation de volume uniforme sans déformation notable de la glande, improprement appelée *hypertrophie*.

Cette variété produit une légère déviation de l'urèthre, un certain degré de soulèvement en avant, au niveau du col de la vessie. Lorsque ce développement n'est pas trop exagéré, il n'y a pas de troubles fonctionnels sérieux ; le bas-fond de la vessie expulse moins facilement l'urine.

Mais déjà il y a une indication à remplir lorsqu'on doit pratiquer le cathétérisme pour une raison quelconque ; il est utile d'employer des sondes à petite courbure.

L'augmentation de volume n'atteint parfois qu'un des lobes latéraux.

L'altération qui a pour siége les lobes latéraux ne s'empare pas toujours de toute l'étendue du lobe ; elle peut être localisée, placée quelquefois au centre ; souvent elle atteint la surface, et alors on constate des bosselures saillantes dans l'urèthre ou dans la vessie. Ces saillies, à base plus ou moins large, semblent dans certains cas se détacher de la glande, à laquelle elles ne sont plus fixées que par un simple pédicule. Que l'altération soit au centre du lobe sous forme nucléaire, ou que, située à la surface, elle n'ait de connexion avec la prostate que par un étroit pédicule, il s'agit toujours de la même modification. Si les apparences peuvent induire en erreur, un examen attentif démontre que la structure de ces variétés est identique et qu'entre les deux formes extrêmes on trouve tous les intermédiaires.

Lorsque la tumeur forme un mamelon saillant dans l'urèthre, la gêne qu'elle produit ressemble beaucoup à celle qui résulte de l'augmentation de volume du lobe latéral correspondant.

Mais, quand elle est pédiculée, elle peut jouer le rôle d'un opercule, et former une véritable soupape à l'orifice du col. Le nombre des productions de ce genre est aussi variable que leur siége. M. Velpeau les a parfaitement signalées (1), et cet auteur fait très-judicieusement observer que la difficulté d'uriner est moins en rapport avec leur nombre et leur volume qu'avec leur position.

Les valvules prostatiques ne constituent qu'une variété des tumeurs de ce genre, dont on ne peut les isoler. Les nuances ne portent que sur la forme et le siége; la nature de l'altération est la même.

Nous allons examiner avec plus de détails cha-

(1) *Anatomie chirurg.*, p. 448 (dans l'édit. de 1862).

cune de ces dispositions, en faisant ressortir les troubles physiologiques qu'elles produisent.

La première variété, celle dans laquelle le volume n'est pas augmenté, ne peut déterminer aucun trouble fonctionnel; elle passe généralement inaperçue. Cependant, le tissu de la prostate étant modifié et souvent rendu plus friable, il est bon de le prévoir, même pendant la vie, dans le cas où l'on serait conduit à pratiquer dans la région prostatique une opération telle que la taille ou même simplement le cathétérisme.

Lorsqu'un vieillard est atteint de rétention d'urine, que la vessie est très-distendue, il faut, quand même la prostate ne serait pas développée, traverser avec beaucoup de modération la région correspondante de l'urèthre, et suivre le plus possible la paroi supérieure du canal. Il est des cas malheureux où la prostate, friable, a pu être traversée de part en part presque à l'insu du chirurgien; nous pourrions même dire que des mains habiles ont produit cet accident.

Lorsque la prostate a augmenté de volume sans se déformer, on observe, outre son changement de structure et de consistance, des modifications importantes dans la direction, la situation et même le calibre de l'urèthre.

On cite des cas où la prostate aurait dépassé le volume d'une tête de fœtus. L'évaluation de ces dimensions a été parfois très-exagérée.

La prostate, en se développant, alors même qu'elle conserve assez régulièrement sa forme, sans offrir aucune bosselure, ne garde cependant pas tout à fait le même rapport entre la longueur de ses diamètres. Le diamètre transversal et l'antéro-postérieur sont ceux qui s'accroissent le plus.

La masse prostatique, en augmentant de volume, se porte en haut et en arrière, parce que dans ces deux directions elle n'éprouve pas de résistance.

Dans les deux sens opposés, elle serait gênée par l'aponévrose moyenne du périnée et par les pubis. Il en résulte que le col de la vessie est repoussé en haut, et que la courbure de l'urèthre augmente notablement. De plus, la longueur de la portion prostatique du canal s'accroît sensiblement; cette augmentation peut atteindre 3 centimètres.

On pourrait croire que ce développement de la prostate a pour effet de comprimer et d'aplatir l'urèthre. Il n'en est pas ainsi : le plus souvent, on observe le contraire.

Dans l'hypertrophie en masse, il y a quelquefois incontinence d'urine. Ce fait d'observation n'avait pas échappé à Sœmmering; cet auteur a reconnu qu'il se produisait, lorsque la prostate, tuméfiée, dilatait le col de la vessie : en effet, le développement uniforme est généralement périphérique.

Le développement latéral peut affecter un seul lobe ou les deux lobes à la fois.

La configuration la plus régulière que présente un lobe latéral augmenté de volume est celle d'un ovoïde dont la grosse extrémité, dirigée en arrière, forme une saillie variable dans la vessie.

On observe aussi une saillie convexe dans l'urèthre dont le calibre transversal est diminué.

De plus, il y a une déviation latérale du canal, si la tuméfaction porte sur un seul lobe, ou, à un degré inégal, sur les deux à la fois.

Si les deux lobes latéraux sont augmentés de volume simultanément et d'une manière uniforme, ils font l'un et l'autre saillie dans la vessie et dans l'urèthre. Leur proéminence dans le canal peut être suffisante pour qu'ils se mettent en contact par la partie la plus saillante de leur convexité, de telle sorte que la partie correspondante de l'urèthre est bifide; elle présente deux rigoles superposées de telle sorte que la section du canal en ce point, par un plan vertical perpendiculaire à l'axe de l'urèthre, présenterait à la coupe la forme d'un sablier.

En d'autres termes, le contact des deux lobes latéraux divise souvent l'urèthre en deux canaux de forme irrégulièrement prismatique et triangulaire, situés l'un au-dessus, l'autre au-dessous du point de contact, et disposés de telle façon que ces deux conduits se touchent par une de leurs arêtes.

Lorsqu'il n'y a pas développement du lobe médian d'Everard Home, l'augmentation de volume simultanée des deux lobes latéraux, uniforme et régulière, ne dévie pas l'urèthre ; elle se borne, le plus souvent, à modifier sa forme sans changer son calibre d'une façon absolue. Si le diamètre transversal du canal est diminué, le diamètre qu'on pourrait appeler *coccy-pubien* est au contraire augmenté. Une modification identique se produit au col de la vessie, et quelquefois l'occlusion du col est gênée au point de donner lieu à une incontinence d'urine. — Dans certains cas plus heureux, la tuméfaction régulière des lobes latéraux pourrait être qualifiée de *providentielle ;* c'est, par exemple, lorsqu'elle coïncide avec une production valvulaire médiane qui viendrait s'appliquer comme un opercule sur l'orifice du col, et produirait une rétention d'urine, si le diamètre coccy-pubien de cet orifice n'était agrandi.

Il y a quelques jours, nous avons encore observé un des plus remarquables exemples de cette particularité en pratiquant l'autopsie d'un vieillard de 75 ans qui avait une valvule prostatique très-développée, plus que suffisante pour fermer un orifice vésical de dimensions ordinaires, mais incapable de produire aucun inconvénient dans ce cas particulier, parce qu'elle ne pouvait recouvrir dans toute sa hauteur l'orifice du col agrandi suivant son diamètre coccy-pubien, grâce à la tuméfaction des lobes latéraux.

Mais lorsque, au lieu d'être configurée et située comme nous venons de l'indiquer, la production médiane a son siége plus en avant, c'est-à-dire s'insinue entre les lobes latéraux, le malade sera affecté d'incontinence d'urine, si la saillic médiane est assez forte pour maintenir les lobes écartés, et si ces mêmes lobes latéraux empêchent l'occlusion du col par leur volume et leur consistance.

Quelquefois les lobes latéraux, en augmentant de volume, ont perdu leur symétrie l'un par rapport à l'autre. Par exemple, un développement de la partie antérieure du lobe droit coïncide avec une tuméfaction de la partie postérieure du lobe gauche; alors la direction de l'urèthre est modifiée, et il résulte de cette disposition que la portion prostatique du canal est inflexe. On peut même observer un véritable engrènement des deux lobes.

La tuméfaction irrégulière des lobes latéraux nous conduit naturellement à l'étude des tumeurs arrondies, qui se détachent plus ou moins complétement de la prostate. Dans beaucoup de cas, elles ne sont que l'exagération de la lésion précédente, qui, au lieu d'occuper le centre ou la totalité d'un lobe, s'est localisée à la surface et semble avoir acquis un certain degré d'isolement.

Lorsque ces productions font saillie dans le canal, elles ont pour effet de rendre le irrégulier, de changer sa direction normale et de le maintenir béant, puisqu'elles empêchent le rapprochement des lobes latéraux. Elles peuvent, par le même mécanisme, empêcher l'occlusion du col. Alors c'est l'incontinence d'urine qui résulte de cette disposition.

La même altération produit le trouble fonctionnel inverse, et il suffit pour cela que son siége soit reculé tant soit peu.

En effet, nous avons observé, au niveau du col, des productions identiques, arrondies, offrant un certain étranglement à leur point d'implantation, et même douées parfois d'un véritable pédicule qui leur donne une assez grande mobilité.

Alors qu'arrive-t-il? Lorsqu'une de ces petites tumeurs globuleuses et pédiculées s'insère sur le col, quel que soit son point d'implantation, elle s'applique sur lui, et elle rend les efforts de miction inutiles, en oblitérant l'orifice.

Si cette tumeur ne peut être considérée comme une valvule, il est au moins vrai qu'elle en remplit les fonctions et qu'elle produit l'effet d'une soupape.

Entre cette production et la véritable valvule, la distance est très-faible : eh bien! la Nature, qui procède toujours par gradations aussi merveilleuses qu'imperceptibles, a comblé cette distance.

Ici nous avons affaire à une tumeur arrondie implantée, le plus souvent, sur la ligne médiane et en bas ; chez le malade voisin, la production nouvelle est élargie dans le sens transversal et forme un bourrelet d'une certaine épaisseur; que cette épaisseur soit moindre, que la dimension transversale augmente, on obtient la disposition valvulaire, la véritable barrière uréthro-vésicale.

La production inférieure et médiane renferme, plus souvent que les autres, des granulations glandulaires.

Structure intime. — La tuméfaction sénile de la prostate a été longtemps considérée comme une simple hypertrophie ; mais déjà quelques auteurs ont rompu avec cette tradition erronée.

La plupart de ceux qui signalent cette inexactitude se bornent à dire qu'il y a un état morbide.

D'autres, en petit nombre, ont émis diverses opinions sur la nature de cette altération.

Avant de commencer l'étude de la structure intime, nous devons adresser nos remercîments à M. le Dr Ordoñez qui nous a donné d'excellents conseils avec une obligeance toute amicale. Nous sommes heureux de nous appuyer sur l'autorité d'un homme aussi compétent et de pouvoir dire que la plupart de nos assertions sur l'histologie pathologique ont été vérifiées et corroborées par ce savant micrographe.

Nous ne pouvons partager l'avis des auteurs qui considèrent la tuméfaction prostatique comme le résultat d'une hypergénèse des fibres musculaires. Cette opinion est soutenue par des maîtres de grand mérite et, dans son récent ouvrage d'anatomie pathologique, Forster dit encore que l'hypertrophie de la prostate est due à des myomes.

L'existence des tumeurs musculaires de la prostate est fort douteuse ; nous irons même plus loin en disant que, d'une façon générale, il est permis de discuter l'existence des myomes.

Les observations de tumeurs musculaires qu'on

a signalées sont fort rares. M. Ordoñez n'en a jamais vu et il ne croit pas à leur existence.

On a commis une méprise en regardant comme musculaires les tumeurs fibreuses de l'utérus auxquelles M. Velpeau compare très-exactement certaines tumeurs de la prostate.

Peut-être pour ces dernières a-t-on fait la même faute que pour celles de l'utérus. Des micrographes exercés n'ont pu commettre l'erreur que de la manière suivante : lorsqu'on enlève par énucléation les tumeurs fibreuses enveloppées par le tissu de la matrice, il reste adhérent à leur surface une couche de fibres musculaires appartenant à l'organe gestateur lui-même, et non pas au produit pathologique.

Dans un des travaux les plus récents, M. Sappey critique également l'expression d'hypertrophie appliquée au développement sénile apparent de la prostate.

Mais il nous semble que cet anatomiste distingué attribue une trop grande importance aux calculs microscopiques de la prostate qui, sous l'influence de l'âge, augmenteraient de nombre et de volume. Ces calculs en se développant cesseraient de flotter dans le liquide que contient chaque cul-de-sac glanduleux, ils se mettraient en contact avec les parois de ces culs-de-sac, qu'ils finiraient même par distendre.

(1) *Anatomie descript.*, 1857-1864 ; dernier fascicule, 1864.

Donc, pour M. Sappey, ce qu'on a décrit sous le nom d'hypertrophie de la prostate est une altération qui a son siége dans la glande elle-même, et cette altération est constituée tout simplement par la production de calculs. Nous regrettons de ne pouvoir partager l'avis du savant anatomiste. D'après le même auteur, lorsque l'affection calculeuse a pris un développement considérable, la dilatation ne porte pas seulement sur les organes et les conduits excréteurs des glandes, mais aussi sur leurs embouchures ; comme celles-ci sont taillées en bec de flûte, on aurait à tort comparé aux replis valvulaires le repli muqueux qui les limite postérieurement.

M. Sappey ajoute : « Plusieurs auteurs ont même admis comme réelle, mais anormale, l'existence de ces valvules dont je viens de faire connaître la nature, la cause et le mode de developpement, et sur lesquelles il n'y a plus lieu de conserver aucune illusion. »

Nous sommes complétement de l'avis de M. Sappey lorsqu'il prétend qu'on a eu tort de donner le nom de valvule au repli muqueux qui limite en arrière les embouchures des conduits excréteurs prostatiques distendus par des calculs. Mais les valvules que nous avons observées ont une tout autre origine et une constitution bien différente. Elles ne sont pas formées par un repli muqueux ; leur composition est beaucoup moins simple ; leurs dimensions sont parfois énormes, surtout si on les compare au faible volume des petites concrétions calculeuses qui existent en même temps.

Il est impossible d'admettre qu'un calcul qui n'est pas toujours aussi gros qu'une tête d'épingle détermine la production d'une valvule haute quelquefois de plus d'un centimètre et d'une structure aussi remarquable et aussi complexe que celles dont nous nous occupons.

L'opinion de M. Sappey est donc erronée, parce que la cause qu'il invoque n'est nullement comparable à l'effet produit, et surtout parce que nous avons observé un certain nombre de cas où cette cause pouvait être considérée comme absente, car elle n'était représentée que par des concrétions microscopiques.

Dans l'altération prostatique sénile, il se produit une substitution de tissu fibreux, qui a quelque ressemblance avec celle qu'on observe dans le développement du squirrhe de la mamelle.

La transformation de la prostate présente deux phases distinctes et très-remarquables.

Dans la première, les culs-de-sac glandulaires paraissent plus volumineux, et ils le sont en réalité. On pourrait croire alors à une hypertrophie réelle et durable; mais cette opinion trop longtemps admise ne résiste pas à un examen approfondi. Disons-le de suite, quoique cela paraisse bizarre et paradoxal, cette augmentation de volume est le signe précurseur de l'atrophie. Le microscope démontre en effet que, si les culs-de-sac paraissent plus gros, c'est parce qu'il se développe dans la couche externe de leur paroi de nombreux éléments embryoplastiques, rudiments du tissu fibreux qui ne tarde pas à apparaître pour produire la seconde phase de l'altération.

Dans la seconde phase, qui est la véritable période atrophique, le tissu fibreux s'est accru, il prédomine, et l'on peut dire qu'il étouffe les éléments sécréteurs, vasculaires et épithéliaux.

Ces derniers, dont la vitalité est très-compromise, ne tardent pas à s'altérer : les cellules épithéliales deviennent granuleuses et même elles tendent à disparaître.

Dans la trame fibreuse de nouvelle formation, il se forme quelquefois des dépôts salins, des incrustations phosphatiques.

Ces dépôts minéraux sont amorphes ou cristallisés; ils sont le plus souvent constitués par du phosphate ammoniaco-magnésien.

De plus, les fibres musculaires anciennes éparses dans la trame nouvelle du tissu fibreux sont parfois le siége d'incrustations de la même nature; le dépôt minéral s'observe dans l'intérieur même de la fibre musculaire.

On peut voir dans l'épaisseur de cette fibre des cristaux de phosphate ammoniaco-magnésien.

La présence de cette matière inorganique n'est

pas spéciale à la région prostatique; nous l'avons rencontrée dans les fibres musculaires du cœur (1), dans un cas où cet organe s'était spontanément rompu, et depuis nous avons plusieurs fois observé la même altération sur le cœur de sujets très-avancés en âge.

La structure de la valvule prostatique présente diverses formes; mais cette production chez le vieillard est toujours due à la même cause que l'altération sénile de la glande.

M. Mercier a décrit des valvules constituées par des fibres musculaires soulevant la muqueuse ; on a signalé aussi des saillies formées par un simple repli muqueux.

Nous n'avons jamais rencontré sur le cadavre de barrières purement musculaires telles que les décrit M. Mercier; aussi serons-nous très-réservé sur ce point.

En revanche, nous avons pu étudier un certain nombre de valvules constituées par la muqueuse ; mais alors les éléments de cette couche présentaient une prolifération anormale ; il n'y avait pas seulement, comme dans la valvule décrite par J. Hoswhip, « un pli transversal formé par la membrane interne » (2).

Peut-être même le bourrelet muqueux n'est-il

(1) Note sur une rupture spontanée du cœur (*Bulletins de la Société anatom.*, 1863).

(2) *On the complaints that affect the secretion and the excretion of the urine*, p. 126; 1823.

que le premier degré de la valvule prostatique. On comprend en effet que ce bourrelet, en augmentant de volume, permette aux éléments glandulaires de s'insinuer dans son épaisseur.

Lorsque la muqueuse seule constitue la valvule, l'hypergénèse porte particulièrement sur le chorion, et ce sont surtout les éléments de la couche profonde qui se trouvent multipliés.

Sous la couche superficielle de la muqueuse, qui n'est généralement pas altérée, on rencontre un grand nombre de fibres de tissu fibreux, et plus profondément une couche quelquefois très-épaisse de tissu élastique de la variété dartoïque.

Cette forme peut se reconnaître assez exactement au simple examen de la coupe, à l'œil nu ; elle présente un tissu ferme, dense, duquel on ne fait rien sortir par la pression.

Lorsqu'on a, au contraire, une valvule contenant du tissu glandulaire, on voit sourdre à la surface de section un liquide blanchâtre, un peu trouble, qui est le produit de la sécrétion prostatique mêlée de débris épithéliaux.

On peut même, avant de pratiquer la section, prévoir qu'elle contient des éléments de la glande : lorsque la valvule est développée, à la fois saillante et épaisse, mais surtout quand, en la pressant entre deux doigts, on constate qu'elle renferme une sorte de noyau central. Ce noyau est quelquefois formé de tissu fibreux, mais le plus souvent il renferme des culs-de-sac glandulaires.

Calculs. — Il n'est pas possible de parler de l'altération sénile de la prostate sans mentionner les concrétions de cette glande, qui est entre toutes la plus fréquemment affectée de calculs. Pour ne pas sortir du sujet, nous commencerons par éliminer les concrétions qui, sortant de la vessie, se sont arrêtées dans la prostate pendant l'opération de la taille et celles qui, venues de la même origine, se sont échappées par le col et se sont creusé une loge dans la prostate lorsqu'elles étaient encore d'un petit volume; enfin nous passerons également sous silence les dépôts crétacés succédant aux tubercules.

Nous ne parlerons que de deux espèces de concrétions : les phlébolites ou incrustations des veines de la prostate, et les calculs qui, au déclin de la jeunesse, apparaissaient dans les culs-de-sac de la glande, dont ils font pour ainsi dire partie intégrante en raison de leur constance.

Ces dernières concrétions, déjà connues de Morgagni, ont été étudiées par Marcel (1), Fichte (2) et par M. Cruveilhier (3).

Les auteurs qui ont particulièrement insisté sur leur structure et sur leurs caractères chimiques sont : Wollaston (4), qui leur donne pour base le phosphate de chaux ; Meckel, Virchow, qui les

(1) *Des Affections calculeuses*, trad. de Riffault, 1833.

(2) Würtemb., *Corresp.*, 1852.

(3) *Anatomie pathol. du corps humain.*

(4) *Verhandlungen der physikalisch-medicinischen Gesellschaft in Würzburg*, 1852, t. II, p. 52.

croient composées d'une matière azotée spéciale, propre à la glande.

Béraud et M. Charles Robin, qui ont examiné la question avec talent, les considèrent aussi comme des produits azotés.

Le volume des calculs prostatiques est variable : il oscille ordinairement entre deux centièmes de millimètre et un millimètre et demi.

Ces concrétions se rencontrent dans les prostates de volume et d'aspect normaux; mais elles sont plus nombreuses et plus développées chez les sujets avancés en âge et atteints de tuméfaction prostatique.

Elles se présentent sous la forme de petites masses demi-transparentes, d'un jaune ambré, quelquefois très-pâles et à peine colorées. Lorsqu'elles sont un peu grosses, elles prennent souvent une teinte jaunâtre et même brune, produite par de l'hématosine; cette nuance les a fait comparer par Morgagni à des grains de tabac (1).

Les calculs de la prostate ont une constitution remarquable : ils sont formés de couches concentriques assez régulières, déposées le plus souvent autour d'un noyau plus consistant et d'apparence ordinairement granuleuse.

Lorsqu'on les comprime entre deux lames de verre, ils se brisent, souvent leurs couches se séparent et s'exfolient; quelquefois leur noyau résiste.

(1) *Adversaria anatomica* IV, *anat. med.*, VII, ep. XXXIV, art. 6; ep. XLIV, art. 20 et 21.

Chez les sujets âgés, ils perdent leur transparence et ils s'incrustent de phosphate de chaux; alors l'acide chlorhydrique et l'acide acétique, qui précédemment se bornaient à les faire un peu pâlir, les attaquent, et il se fait un dégagement de gaz. On les a assimilés aux corpuscules amyloïdes qu'on trouve dans les centres cérébraux; ces produits si curieux se ressemblent par la stratification de leurs couches, par leur résistance aux agents chimiques, et parce que, soumis à l'influence de la teinture d'iode avant ou après l'action des acides, ils se colorent comme les substances azotées. Nous pensons que l'importance de cette dernière réaction a été exagérée : l'iode ne paraît pas agir chimiquement sur les calculs; il n'y a, selon toute probabilité, qu'une modification de couleur due à un phénomène optique, et non pas à une action chimique.

Pour compléter notre étude, M. le Dr Ordoñez a bien voulu se livrer à quelques recherches sur la structure et sur la composition des calculs prostatiques. Nous ne pouvons mieux faire que de reproduire littéralement la note dans laquelle cet habile et consciencieux observateur expose le résultat des investigations inédites qu'il vient de nous communiquer, en nous rendant témoin de ses délicates manipulations. « Je ne parlerai pas ici des calculs placés plus ou moins profondément dans la partie prostatique de l'urèthre et formés aux dépens des matériaux de l'urine, qui en traversant cette portion du canal dépose successivement des éléments capables de donner lieu à la formation de calculs et à leur accroissement successif.

Il est une deuxième espèce de calculs constitués par de petits corps ovalaires ou sphériques très-réguliers, transparents, réfractant la lumière avec une coloration jaunâtre et présentant à leur partie centrale une série de lignes concentriques faiblement accentuées : ces petits corps ressemblent tout à fait aux corpuscules amylacés qu'on trouve dans le cerveau et dans la moelle épinière, et comme eux résistent considérablement à l'action des réactifs. Je ne puis me prononcer sur la nature et la composition chimique de ces calculs.

J'ai étudié plus complétement une variété de calculs prostatiques, variables comme volume et comme forme, doués d'une coloration qui varie entre le jaune rougeâtre et le noir, particularité qui leur a fait donner le nom de grains de tabac.

Il existe une grande divergence d'opinions parmi les auteurs qui se sont occupés de l'anatomie de la prostate, relativement à la composition de ces calculs. Pour mon compte, après plusieurs essais et tâtonnements, je suis arrivé à constater la présence des principes suivants :

1° D'une proportion assez considérable de matières grasses, cholestérine et margarine, qu'on peut obtenir facilement en traitant les préparations microscopiques par l'éther sulfurique.

2° D'une certaine quantité d'urée. Après avoir traité les préparations microscopiques par l'éther sulfurique pendant quinze ou vingt minutes, en ajoutant l'éther goutte à goutte, on laisse les préparations à l'abri de la poussière; le lendemain on les examine de nouveau, alors on constate, surtout vers les bords de la préparation, les substances grasses dont j'ai parlé précédemment et en outre des prismes d'urée à quatre pans, en général. Afin de m'assurer de la nature de ces prismes, j'ai traité mes préparations par l'acide azotique et j'ai obtenu immédiatement de beaux cristaux d'azotate d'urée.

3° D'une quantité assez considérable de cystine, laquelle peut être constatée en traitant les préparations microscopiques, préalablement lavées au moyen de l'éther, par l'ammoniaque concentré. Quelques minutes après l'application de ce réactif, on voit apparaître des cristaux caractéristiques de cystine.

4° D'une certaine quantité de phosphate et de carbonate de chaux, faciles à reconnaître au moyen de l'acide sulfurique qui produit un dégagement instantané de bulles de gaz avec formation d'aiguilles de sulfate de chaux.

5° Enfin de globules de sang et d'hématosine à l'état amorphe. Les globules sanguins ne sont pas toujours faciles à voir, à cause de leur déformation et parce qu'ils sont fortement collés ensemble. On arrive cependant à en voir très-distinctement quelques-uns en traitant les préparations microscopiques par une solution de bicarbonate de soude; alors ils se gonflent et se séparent parfois de la masse principale. Cette même solution de bicarbonate de soude est utile pour démontrer que la substance qui donne la coloration tabac à cette sorte de calculs n'est autre chose que de l'hématosine. La solution sodique rougit un peu cette matière et en la traitant ensuite par l'éther sulfurique, on arrive à découvrir quelques petits cristaux rhomboïdaux d'hématosine. »

Les *phlébolithes* de la prostate ont quelquefois une forme arrondie qui pourrait les faire prendre pour des calculs. Ces concrétions des veines se trouvent le plus souvent sur les parties latérales de la glande, vers le col de la vessie, dans la partie du plexus veineux prostatique voisin des vésicules séminales. M. Denonvilliers (1) a donné une observation intéressante au sujet de ces concrétions, dont l'existence n'est pas très-rare.

Il y a quelques jours, nous avons trouvé à l'École pratique, sur un sujet n'ayant guère plus de 40 ans, deux phébolithes pyriformes de grande dimension situées dans une des plus grosses veines du réseau prostatique. Ces productions étaient saillantes dans la cavité du vaisseau, elles semblaient sur le point de se détacher de la paroi à laquelle elles n'étaient plus maintenues que par un très-mince pédicule. Débarrassées de leur membrane enveloppante, elles conservaient leur configuration pyriforme. Le diamètre longitudinal de la plus volumineuse atteignait 8 millimètres, et le diamètre transversal 6 millimètres. Les diamètres correspondants de la

(1) *Bulletins de la société anatomique.*

moins grosse étaient, l'un de 5 millimètres, l'autre de 3 millimètres.

D'après M. Ordoñez, les phlébolites ont la composition suivante :

Ces petites masses sont constituées exclusivement par des carbonates et des phosphates de chaux et de magnésie. Les préparations microscopiques ont été faites en râclant la masse calcaire et laissant tomber la poussière dans une petite goutte d'eau distillée. Au microscope, la poussière calcaire est formée par des masses demi-transparentes dues à l'accumulation de plusieurs granulations calcaires. Une goutte d'acide sulfurique appliquée entre les deux plaques de verre a donné lieu à un dégagement instantané et considérable de bulles de gaz acide carbonique et à la formation immédiate d'un nombre très-considérable d'aiguilles de sulfate de chaux.

ÉTIOLOGIE.

Tous les tissus de l'économie traversent des phases que les anatomistes modernes ont eu le mérite d'étudier avec soin. Il est reconnu qu'à un âge avancé les éléments de l'organisation s'altèrent; leur vitalité diminue et s'éteint; ils subissent des modifications qui les exposent plus que dans la jeunesse à certaines influences morbides; mais ces changements intimes peuvent être en eux-mêmes assez profonds pour déterminer la mort sans l'intervention d'une cause pathologique.

A un âge avancé, on observe des transformations dans les éléments nerveux, dans les tissus osseux, musculaires, etc. On connaît les altérations si remarquables du système vasculaire ; on sait que certaines influences hâtent la sénilité. Des sujets jeunes, ayant abusé de l'alcool, sont vieux avant l'âge; leurs vaisseaux incrustés, comme chez les vieillards, sont friables, et leur rupture occasionne souvent des hémorrhagies cérébrales, ainsi que nous l'avons observé récemment encore sur plusieurs hommes jeunes dont l'un n'avait que 29 ans.

La prostate ne fait pas exception, elle rentre dans la règle commune. Plusieurs causes peuvent influencer et activer le développement de l'altération, lorsque la prostate est troublée dans sa nutrition et d'une manière quelconque, par des irritations répétées, par des congestions, par une stase sanguine.

Pour spécifier davantage, disons que les causes capables de hâter l'altération de la prostate sont : les abus vénériens, une prostatite antérieure, des occupations sédentaires, les excès de table. Ces derniers ont surtout une grande influence sur la production des accidents.

Quelques dispositions individuelles ont aussi une importance très-notable comme causes étiologiques.

Les individus qui ont des congestions fréquentes vers le petit bassin se traduisant surtout par la turgescence des vaisseaux hémorrhoïdaux, sont souvent atteints d'un développement variqueux des veines voisines de la prostate qui, alors, a beaucoup de tendance à subir l'altération sénile.

Il n'est pas démontré que l'irritation résultant d'une uréthrite profonde puisse avoir de l'influence sur la modification dont il s'agit. Quant aux rétrécissements de l'urèthre, bien qu'ils soient souvent le résultat d'une inflammation, leur action est au moins douteuse. Ils ne paraissent réellement pas augmenter ou favoriser l'altération.

Il est une influence générale qui a une grande importance, c'est la constitution même du sujet. Les goutteux, les arthritiques, par exemple, sont certainement beaucoup plus exposés à l'altération sénile de la prostate et de ses annexes.

On aurait tort de croire que, si la tuméfaction prostatique coïncide assez fréquemment avec des hémorrhoïdes, c'est parce qu'elle est produite par la gêne de la circulation. La stase sanguine peut avoir quelque influence; mais il y a par dessus tout la cause diathésique qui domine l'altération glandulaire et en même temps l'altération hémoroïdale. Cette dernière débute souvent par les vaisseaux capillaires les plus superficiels, ce qui prouve l'intervention d'une cause générale et non point d'une influence mécanique.

L'étiologie des valvules prostatiques est peut-être encore plus obscure que celle de l'altération sénile, dont elles ne sont le plus souvent qu'un dérivé. On comprendra que nous rapprochions ces deux affections; car, lorsque du tissu fibreux se forme dans la prostate, que cette production se fasse dans un point limité ou dans toute l'étendue, d'une façon uniforme ou irrégulière, il n'y a là qu'une nuance importante sans doute, mais qui n'est peut-être pas suffisante pour faire admettre des causes étiologiques diverses.

On a attribué trop d'importance aux données anatomiques, à la disposition des fibres musculaires qui, sous l'influence de contractions répétées et même de spasmes, produiraient l'élévation temporaire d'abord, puis permanente de la lèvre inférieure du col. Si les choses se passaient de cette manière, si la contraction ou le spasme musculaire était la véritable cause ou même la cause principale de la formation des valvules, on observerait bien plus fréquemment ces productions à la fin de l'âge adulte, tandis qu'on les rencontre ordinairement, sinon à l'extrême vieillesse, du moins à un âge avancé, alors que depuis plusieurs années déjà les causes d'excitation ont cessé d'agir sur les organes génitaux.

On pourrait nous objecter que, si les excitations génésiques sont moins puissantes à un âge avancé, les vieillards sont soumis à des causes d'irritation qui agissent sur le col : chez eux on observe souvent le catarrhe de vessie, la cystite, des inflammations profondes de l'urèthre, d'anciens rétrécissements.

D'abord le catarrhe de vessie qui accompagne les obstacles situés au col est presque toujours consécutif; il résulte de la stagnation prolongée de l'urine. Ce catarrhe est une complication très-fréquente; mais elle n'est pas constante, ainsi qu'on serait tenté de le croire. Récemment nous avons observé à la Maison municipale de Santé un malade porteur d'une valvule parfaitement caractérisée, datant déjà de plusieurs mois, chez lequel les urines étaient parfaitement limpides ; cela n'est cependant pas la règle.

On a beaucoup exagéré l'influence que peuvent avoir la cystite et l'uréthrite.

Les uréthrites prolongées assez graves pour produire des rétrécissements seraient, à coup sûr, les plus favorables au développement des valvules du col.

Il est peu d'inflammations des voies urinaires qui soient aussi capables de produire le spasme que ces uréthrites profondes et persistantes.

Or nous n'avons jamais observé l'existence simultanée d'un rétrécissement de l'urèthre et d'une valvule du col de la vessie.

Ces deux lésions ne sont cependant pas incompatibles.

On a donc beaucoup exagéré l'importance des causes qui ont pour effet de produire une contraction spasmodique du col de la vessie, et en particulier le soulèvement de la lèvre inférieure. Ces causes ne peuvent guère avoir d'influence que sur la formation de la valvule musculaire de M. Mercier.

Il est une autre raison qui rend peu probable ce mode de production, au moins pour les valvules que nous avons observées : c'est la forme même de la saillie. Si elle était le résultat de spasmes, de contractions répétées, elle aurait une disposition plus régulière, qui rappellerait exactement celle de la lèvre inférieure; on aurait pour ainsi dire une lèvre inférieure plus accentuée, plus saillante, mais non déformée.

Nous croyons que le rôle de la contraction musculaire est très-accessoire et que la cause essentielle estun travail spécial, une modification de structure, qui allonge, épaissit et déforme la lèvre inférieure du col. C'est le résultat d'une modification vitale intime, et non pas d'un tiraillement mécanique.

Une nouvelle preuve, c'est que les productions de cette nature n'ont pas toujours la forme valvulaire; elles ressemblent souvent à des caroncules à base plus ou moins large, et l'on trouve tous les intermédiaires entre la saillie valvuliforme et les petites excroissances arrondies pédiculées qui jouent aussi le rôle de soupape. Il est évident que pour ces dernières en particulier et pour celles qui s'en rapprochent le plus, on ne peut faire intervenir comme cause la contraction musculaire.

SYMPTÔMES ET DIAGNOSTIC.

L'étude des symptômes doit être faite au point de vue essentiellement pratique. Nous insisterons de préférence sur les formes de l'altération qui nécessitent une intervention active.

Les déductions physiologiques présentées au chapitre de l'anatomie pathologique rendent plus facile l'exposé des symptômes et du diagnostic. Il s'agit de phénomènes presque mécaniques; l'anatomie devait nécessairement fournir des éclaircissements précieux.

Pour que le médecin soit appelé à se prononcer sur une altération prostatique, il faut qu'il existe un trouble fonctionnel: dysurie, rétention ou incontinence d'urine.

Les signes du début sont très-obscurs. La dysurie précède ordinairement la rétention d'urine; mais il est des cas nombreux où le premier symptôme présenté par le malade est une rétention complète.

Il existe ordinairement une sensation de poids et de douleur à la racine de la verge, derrière le pubis, s'irradiant vers l'anus.

Le siége réel de cette douleur est le col de la vessie; elle est d'une intensité variable, rarement permanente; certains malades la signalent à peine. Lorsqu'elle est obscure, on l'excite par le cathétérisme et par le toucher rectal qui ont en outre l'avantage de préciser exactement son siége.

Il est un signe qui fait généralement songer à un calcul vésical, c'est une sensation d'engourdissement ou de douleur lancinante à l'extrémité de la verge. Cette sensation se produit toutes les fois qu'une cause irritante agit sur le col de la vessie.

Les troubles les plus importants sont ceux de la miction. Au début, le malade n'a le plus souvent que de la dysurie et même de la dysurie intermittente, causée par l'obstacle organique et par un élément congestif ou spasmodique.

L'urine ne commence à s'échapper qu'après quelques efforts; le jet d'abord petit, contourné, augmente bientôt de volume et d'énergie; pendant un instant l'urine s'écoule comme s'il n'existait aucun obstacle. Tout à coup le jet qui sortait à plein canal s'arrête, le malade fait de grands efforts pour vider le réservoir urinaire, et il n'y parvient pas toujours.

A mesure que l'obstacle progresse, la vessie conserve après chaque miction une plus grande quantité d'urine ; le besoin de l'expulsion augmente de fréquence; les malades urinent souvent et en petite quantité. Alors on pourrait croire à une incontinence, et l'erreur serait d'autant plus facile que la vessie irritée lutte et se contracte avec une certaine vigueur, ce qui l'empêche d'atteindre dans beaucoup de cas un degré trop exagéré de distension.

Lorsque l'obstacle a pris un développement plus considérable, il produit la rétention complète, plus rarement une incontinence, suivant sa forme, ainsi que nous l'avons indiqué déjà en faisant l'anatomie pathologique.

Pour ce qui concerne plus particulièrement l'obstacle constitué par le lobe moyen ou par une saillie valvulaire, on peut distinguer trois degrés :

Au premier degré, le développement de la tumeur est compatible avec la miction à peu près régulière. La valvule encore rudimentaire ne cause pas encore de troubles graves.

Au deuxième degré, la vessie ne se vide plus complétement, et même parfois la miction ne se fait plus que par regorgement. Lorsque le réservoir urinaire est distendu, les lèvres du col s'écartent à la faveur de cette distension, et une certaine quantité d'urine s'échappe ; puis, lorsque la vessie est suffisamment revenue sur elle-même pour que la valvule puisse atteindre de nouveau la lèvre supérieure, l'écoulement s'arrête.

Enfin la valvule, en continuant à progresser, peut parvenir au troisième degré, dans lequel elle dépasse notablement la lèvre supérieure ; alors, ni la distension de la vessie, ni la contraction de ses fibres, ne suffisent plus pour ouvrir le col ; l'obstacle reste constamment au contact de la lèvre supérieure, et le cathétérisme seul permet à l'urine de s'écouler.

Dans les cas où la rétention d'urine est complète et permanente, la tumeur prostatique peut en être considérée comme la cause unique, ou au moins comme la principale cause. Il est rationnel d'attribuer un symptôme durable à une cause également persistante.

Mais, lorsque la rétention d'urine débute brusquement, lorsqu'elle est passagère et ne se reproduit que par intervalles, il est évident qu'il y a une cause surajoutée, et que cette cause est temporaire comme l'effet produit.

Beaucoup de malades sont pris de rétention d'urine à la suite d'un écart de régime, d'un excès de table, qui détermine une congestion ou un spasme.

Les expressions physiologiques, les symptômes accusés par les malades ne suffisent pas pour établir un diagnostic complet. En médecine, comme l'a dit Hippocrate, il n'y a pas de certitude plus grande que celle qui nous vient des sens. Ce n'est qu'après avoir employé les moyens physiques d'exploration qu'il est permis de se prononcer.

La prostate nous est accessible par deux voies : le rectum et le canal de l'urèthre. D'un côté, c'est le doigt lui-même qui apprécie les changements de sensibilité, de volume, de forme, de consistance; de l'autre, l'étroitesse du canal exige l'emploi d'un instrument intermédiaire dont le choix est très-important. Le cathéter explorateur doit toujours être en métal, car les sondes flexibles ne donnent que des sensations insuffisantes, même quand elles sont armées d'un mandrin. Avec une sonde molle, on se perd très-facilement dans l'urèthre; on apprécie mal la forme et la consistance des parties que touche le bec de l'instrument. Le cathéter métallique, au contraire, est pour ainsi dire bon conducteur de la sensation.

De nombreuses sondes exploratrices ont été inventées; nous nous garderons bien de les décrire et même de les signaler toutes. Nous donnons la préférence à celle qu'emploie M. Mercier.

C'est une tige métallique longue de 35 centimètres, et dont le diamètre a 5 ou 6 millimètres;

elle est formée de deux portions rectilignes de longueur très-inégale et qui se réunissent sous un angle de 100 à 110 degrés, situé à 12 ou 16 millimètres de l'extrémité vésicale.

Le pavillon de la sonde est muni d'une plaque polygonale perpendiculaire à la direction du bec. Cette plaque semble former deux ailes à l'extrémité de la sonde ; elle est très-commode pour servir de repère ; de plus elle permet de tenir l'instrument avec solidité.

L'introduction du cathéter explorateur est plus délicate que celle d'une sonde ordinaire ; mais la difficulté est compensée par la sécurité avec laquelle on franchit la portion prostatique de l'urèthre lorsqu'il existe un obstacle à la partie inférieure du col de la vessie. On évite bien plus facilement de faire une fausse route dans cette région, car ce n'est point par son extrémité, mais par sa face dorsale, que le bec de l'instrument se présente à l'obstacle, de sorte qu'on peut déprimer ce dernier avec une pression modérée, sans pénétrer dans son épaisseur. En outre, il est aussi plus facile d'éviter les fausses routes qui pourraient déjà exister.

Le chirurgien se place ordinairement à droite du malade en tenant la sonde de la main droite.

Si l'on se servait du cathéter explorateur sans quelques précautions spéciales et surtout en ne tenant pas grand compte des courbures du canal, on éprouverait des difficultés sérieuses dues à ce que le bec de l'instrument porte beaucoup plus contre la paroi supérieure de l'urèthre que celui des sondes ordinaires.

Il est bon de suivre le conseil de M. Mercier (1) et d'introduire toujours la sonde de côté, parce qu'en procédant ainsi, l'élongation qu'exige le passage du cathéter est obtenue aux dépens des parois latérales du canal qui s'y prêtent mieux que les parois supérieure et inférieure.

L'opérateur dirige le pavillon de la sonde vers l'aine, puis, dès que le bec est engagé dans l'urèthre, la tige doit être ramenée à 25 degrés environ de la verticale, et on la dirige suivant une ligne qui, des doigts conducteurs, irait tomber sur le milieu de la portion recourbée (Mercier).

En procédant ainsi et en ne tenant pas la sonde trop fortement saisie, le bec prend de lui-même la direction du canal.

Si l'on introduisait l'instrument en dirigeant le bec vers la paroi supérieure qui est fixée dans toute sa longueur, l'inférieure seule serait obligée de s'étendre pour se prêter à la courbure de la sonde. Les parois latérales libres toutes deux cèdent bien plus facilement, l'une à la pression du bec, l'autre à la pression de l'angle du cathéter, et cette pression étant partagée devient moins sensible.

Quand on est parvenu au niveau du bulbe, il suffit de diriger légèrement le pavillon vers l'abdomen pour tourner le bec vers le col de la vessie ; on

(1) *Recherches sur les valvules du col de la vessie*, 2e édit., 1848, p. 178.

peut, en pressant doucement sur le périnée, surveiller et faciliter l'introduction de l'instrument dans la portion membraneuse. Il est un obstacle qu'il faut éviter et qui rend délicat le parcours de la sonde à travers la portion membraneuse de l'urèthre : si l'on se contentait d'abaisser le pavillon de la sonde, le bec s'arrêterait contre la paroi pubienne du canal; si au contraire on poussait directement suivant l'axe du cathéter, le talon de la sonde serait arrêté par la paroi postérieure. Pour pénétrer heureusement, il faut combiner adroitement les mouvements d'impulsion et d'abaissement.

L'instrument pénètre sans difficulté si le canal n'est pas déformé dans la région prostatique et si le col ne présente ni obstruction ni contracture.

S'il existe au contraire un obstacle dû à la contracture ou à une production pathologique, on éprouve une résistance qui siége le plus souvent au niveau du bord postérieur de l'orifice.

En pratiquant le cathétérisme comme dans les cas ordinaires on serait arrêté par l'obstacle contre lequel se heurte le bec de la sonde qui, sous un effort peu mesuré, pourrait l'érailler et même le perforer. Pour triompher sans danger de la résistance, il faut éviter de presser contre l'obstacle avec le bec de l'instrument et abaisser le pavillon vers les cuisses, en exerçant simultanément sur la tige une pression modérée. Cette manœuvre a pour effet de déprimer l'obstacle avec le talon de la sonde.

Après avoir reconnu la présence d'un obstacle il faut tâcher d'arriver à des notions plus complètes, et déterminer autant que possible son siége exact, sa forme et sa nature.

Si la prostate est hypertrophiée d'une manière uniforme, il est facile de pénétrer au moyen de la manœuvre qui vient d'être décrite; on constate qu'avant d'entrer dans la vessie, la sonde a subi un mouvement ascensionnel progressif en paraissant suivre un plan incliné pour monter vers le col.

Dans le cas de tuméfaction égale des deux lobes latéraux, avec diminution du calibre de l'urèthre, la sonde a de la tendance à pénétrer dans l'une ou l'autre des rigoles que nous avons indiquées. Il faut la diriger vers le sillon supérieur qu'elle franchit toujours avec plus de facilité. De plus, si les lobes empiètent sur l'urèthre, la sonde est serrée, et elle ne passe qu'en frottant doucement sur les saillies qui la compriment.

Dans la tuméfaction unilatérale, on remarque la tendance de la sonde à prendre une inclinaison qui lui permet de contourner la saillie, et quand l'instrument est introduit en totalité, le diagnostic se fonde en partie sur le sens et sur le degré de l'inclinaison.

Il faut toujours procéder avec beaucoup de prudence, car dans les tuméfactions de la prostate, lorsque la variété qu'on a sous les yeux ne peut être rattachée à aucune des formes bien définies pour lesquelles on peut donner des règles au cathétérisme, il est nécessaire d'introduire la sonde avec lenteur en tenant compte de toutes les sensations qu'on éprouve.

Si le col est chargé de petites productions globuleuses et mamelonnées, saillantes en arrière, il se peut qu'elles soient disposées de manière à former, lorsque la sonde passe au milieu d'elles, un canal qui prolonge l'urèthre. Alors l'urine ne s'échappe pas aussitôt que la sonde a franchi le col; il faut encore avancer dans l'étendue de quelque millimètres pour voir sortir le liquide.

La manœuvre que nous allons décrire est de la plus grande importance pour reconnaître le siége et le degré de saillie des obstacles situés au niveau du col.

La sonde étant dirigée à peu près parallèlement à l'axe du tronc, il faut attirer le bec contre la lèvre antérieure du col; puis, partant de ce point médian, et ne cessant de tirer la sonde de manière à exercer toujours une légère pression, on fait décrire au bec une circonférence complète, afin d'explorer tous les points de l'orifice.

Lorsqu'il existe une production saillante en arrière du col, le bec est arrêté dans sa rotation, et il ne peut continuer son parcours que si on lui imprime un mouvement d'ascension et de recul. L'étendue de ce mouvement indiquera le degré de saillie en arrière de la tumeur; il faudra noter le point de la circonférence du col où l'on aura été obligé de l'exécuter et la portion de cette circonférence dans laquelle la sonde aura dû être reportée en arrière.

Si, au lieu d'une production saillante dans la vessie, on a une tumeur prostatique développée dans la partie sus-montanale et ne formant pas de saillie en arrière du col, l'instrument ne sera plus arrêté de la même manière, mais on aura remarqué qu'en introduisant la sonde elle a rencontré un obstacle qu'elle a franchi en subissant un mouvement ascensionnel régulier, auquel succède, quand on l'extrait de la vessie, un mouvement graduel de descente d'une étendue sensiblement égale. En outre, cette saillie du lobe moyen se présente au devant du bec de la sonde et l'arrête lorsqu'on essaye de retirer l'instrument, le bec étant renversé.

Dans le cas de valvule prostatique située à la partie inférieure avec une certaine saillie en arrière, si l'on explore le col par le procédé de rotation indiqué précédemment, la sonde éprouve un double mouvement d'ascension et de recul qui permet d'apprécier la hauteur de l'obstacle et son degré de saillie en arrière.

De plus, le bec étant dirigé en bas, si l'on fait effort pour retirer la sonde dans cette position, on constate une forte résistance, due à ce que le bec accroche la valvule, ordinairement un peu oblique, la relève et la ramène en avant.

Lorsque le bec de l'instrument a ainsi accroché et fixé la valvule, la sonde ne peut plus être retirée davantage, et alors, si l'on cesse la traction, elle est repoussée un peu vers la vessie, en raison de l'élasticité de la barrière uréthro-vésicale, qui reprend son obliquité et sa proéminence en arrière.

Il faut bien prendre garde, lorsqu'on essaye d'accrocher la valvule avec la sonde exploratrice, de porter l'instrument trop en arrière, et aussi de trop relever son pavillon, car on pourrait, chez certains sujets dont les fibres transversales du trigone sont hypertrophiées, accrocher et relever avec le bec de la sonde le bord postérieur de ce trigone.

Nous avons constaté sur le cadavre la possibilité de cette erreur.

Voici quelle sensation on éprouve lorsque, chez un sujet dépourvu de valvule, on accroche le bord postérieur du trigone. Lorsque ce bord est très-développé, il se présente à la petite branche de la sonde et l'arrête ; on sent très-bien qu'on a saisi un bourrelet élastique qu'on peut attirer en avant et qui repousse la sonde en arrière lorsqu'on cesse la traction.

Cette saillie étant bien accrochée, si l'on abaisse doucement le pavillon de la sonde, juste assez pour lui permettre de s'échapper, et si l'on persiste à ramener la sonde en avant, il se présente un second obstacle, qui est la lèvre inférieure du col de la vessie. Quand on pratique cette manœuvre, la lèvre inférieure du col, alors même qu'elle serait peu développée, se présente toujours au devant du bec, qui la heurte, sans toutefois s'y accrocher.

Pour éviter l'écueil que nous venons de signaler, il faut, comme nous l'avons observé, ne pas trop porter la sonde en arrière et ne pas exagérer son inclinaison. On doit toujours commencer l'exploration par la partie supérieure du col, et, en faisant pivoter la sonde, raser la face postérieure de l'orifice, sans jamais reculer, à moins qu'on ne trouve un obstacle implanté sur le col lui-même.

L'erreur sera ainsi plus facile à éviter lorsque la vessie est bien remplie de liquide.

Les explorations pratiquées dans l'urèthre et dans la vessie au moyen d'une sonde ne sont pas complétement innocentes, elles peuvent produire des accidents ; il faut ne pas trop les prolonger, et tirer de chacune d'elles tout le parti possible.

En retirant la sonde, on doit observer si, au moment où le bec passe de la vessie dans l'urèthre, on n'éprouve pas la sensation d'un obstacle franchi, et remarquer en outre quelle inclinaison prend spontanément la sonde en traversant la portion prostatique.

Il est une précaution qu'il ne faut jamais négliger, c'est d'injecter de l'eau tiède dans la vessie avant d'imprimer à la sonde le mouvement de rotation. Cette précaution a plusieurs avantages : en écartant les parois du réservoir, elle les met à l'abri de toute violence, elle permet à la sonde des mouvements faciles, enfin elle empêche de confondre des obstacles réels avec les tumeurs imaginaires auxquelles pourraient faire croire les frottements de la sonde contre les parois de la vessie.

Le cathéter spécial donne des résultats excellents, il fournit souvent à lui seul les indications nécessaires et suffisantes; cependant nous ne partageons pas l'avis de M. Mercier, qui l'emploie d'une manière presque exclusive, et qui semble regarder comme sans valeur les autres moyens d'investigation. Dans une altération aussi profonde et aussi obscure, il faut user de tous les moyens rationnels d'exploration.

On pourrait, à l'exemple de M. Civiale, explorer la prostate avec une bougie à empreintes.

Cette bougie a 5 ou 6 millimètres de diamètre; on la recourbe à son extrémité pour faciliter son introduction, qui doit être faite avec beaucoup de modération pour ne pas déformer ni briser l'instrument.

Si la sonde est arrêtée dans la région prostatique, on la maintient immobile pendant deux ou trois minutes, en pressant doucement sur l'obstacle.

S'agit-il d'une barrière médiane au niveau du col, on rencontre l'obstacle à 17 ou 18 centimètres du méat et l'extrémité de la bougie se coude presque à angle droit; elle devient légèrement crochue.

Si la tumeur dépend des lobes latéraux, on est arrêté à une profondeur de 13 ou 14 centimètres et la bougie ne se recourbe pas comme précédemment; elle s'aplatit latéralement, sa déformation présente une courbure allongée, irrégulière, à bords mousses.

Avec la bougie en cire molle, il faut répéter l'épreuve plusieurs fois, mais on ne doit jamais faire deux explorations consécutives, cela fatiguerait le malade, et de plus si l'obstacle est dépressible, soumis plusieurs fois de suite à la pression il ne fournirait plus une empreinte exacte.

Ce moyen doit être proscrit si l'urèthre est malade et si le sujet est disposé aux spasmes, car la contraction musculaire induirait en erreur en déformant l'empreinte.

Par le toucher rectal, on arrive directement et sans intermédiaire sur la face inférieure et postérieure de la prostate; aussi ce mode d'exploration ne doit-il pas être négligé, car il donne des renseignements d'une grande importance.

Il permet de constater la sensibilité, le volume, la consistance et même, dans une certaine étendue, la forme de la prostate.

Il est toujours utile de pratiquer le toucher rectal avant le premier cathétérisme, car ainsi on saura d'avance si la prostate est volumineuse, si elle est irrégulière, si la tuméfaction porte sur les deux lobes ou sur un seul.

Le doigt placé dans le rectum guide la sonde pendant quelle traverse les portions membraneuses et prostatiques du canal.

De plus, lorsque la sonde a pénétré dans la vessie,

en combinant le cathétérisme avec le toucher rectal, on obtient des renseignements précieux.

Si le malade accuse une vive douleur pendant l'exploration, il faut songer à une névralgie du col ou bien à des accidents inflammatoires, car la prostate n'est jamais très-sensible quand il s'agit d'une simple altération sénile dont la marche est toujours lente et torpide.

Il est très-important de savoir si le col présente des varices comme lésion principale ou comme lésion concomitante. Jamais, dans les simples varices du col, on ne constate avec le doigt et la sonde les sensations spéciales que nous avons indiquées. Lorsqu'il y a des varices, on observe quelquefois de l'hématurie et le cathétérisme est presque toujours suivi d'un écoulement sanguin. La présence d'hémorrhoïdes doit attirer l'attention et faire songer à l'existence de varices du col.

Ces hémorrhagies, dues à une altération de la région prostatique, ne s'observent pas que dans les varices du col; on les constate aussi dans l'encéphaloïde de la prostate. Dans cette dernière affection, le sang apparaît spontanément et les hémorrhagies s'arrêtent d'elles-mêmes, ainsi que l'a observé M. Laugier qui en a vu un très-remarquable exemple, lorsqu'il fut consulté pour un malade espagnol auquel Bérard donnait habituellement des soins.

PRONOSTIC.

L'altération sénile de la prostate entraînerait toujours un pronostic désespérant si elle n'était influencée que par les progrès de l'âge ; mais elle est soumise à d'autres causes auxquelles on peut s'attaquer; et les chances qu'on a d'atténuer ces dernières diminuent la gravité du pronostic.

Ce n'en est pas moins une lésion fort sérieuse, car, abandonnée à elle-même, elle tend toujours à s'accroître, et lorsqu'on la traite par les moyens puissants que nous offre la chirurgie, le malade est exposé à certains dangers.

Cependant il ne faut pas exagérer la gravité du pronostic; car souvent l'obstacle reste longtemps stationnaire en ne produisant que de la dysurie.

Il y a des sujets qui affectés de rétention d'urine savent se passer des secours du chirurgien en se sondant eux-mêmes plusieurs fois par jour.

Mais il est des variétés dans lesquelles le malade éprouve de grandes difficultés pour introduire la sonde, et même le cathétérisme ne peut être fait dans certaines circonstances que par des mains exercées.

Le siége, la forme et le développement de la valvule ont une grande influence sur le pronostic qui découle toujours des difficultés plus ou moins grandes dans l'émission des urines. Nous avons suffisamment insisté sur les troubles physiologiques produits par les variétés de l'altération pour ne pas être obligé d'y revenir.

Au bout d'un temps variable surviennent des complications inflammatoires du côté de la vessie et du rein. Le malade est mis alors dans un péril d'autant plus grand que le traitement palliatif, en combattant les accidents les plus pressants, court risque d'en augmenter d'autres, si le malade est d'une sensibilité exagérée aux manœuvres qui se pratiquent en pareil cas. De plus, les complications s'opposent au traitement chirurgical curatif; aussi faut-il choisir toujours, pour opérer, le moment où les accidents, bien que sérieux, n'ont pas encore produit d'altération au delà des limites de la région prostatique.

Ainsi donc, en résumé, l'affection dont il s'agit est grave en elle-même; son traitement n'est pas sans dangers, et le succès dépend beaucoup de l'opportunité avec laquelle on choisit et on dirige les moyens d'action.

TRAITEMENT.

Le traitement de la tuméfaction prostatique et des valvules du col comprend des soins palliatifs et des soins curatifs.

Dans le plus grand nombre des cas, il faut se borner aux premiers; on ne peut combattre que les accidents déterminés par la lésion.

Il est beaucoup moins fréquent de rencontrer des cas favorables au traitement qui attaque la cause elle-même.

Le chirurgien est toujours forcé de recourir d'abord aux soins palliatifs, à cause de leur urgence, et il doit les continuer un certain temps avant de songer aux moyens plus radicaux; il est nécessaire, avant d'agir définitivement, d'avoir examiné plusieurs fois le malade, en étudiant avec soin les conditions générales et locales, ainsi que sa tolérance pour le cathétérisme.

La première indication est de vider la vessie. En usant de certaines précautions, on peut le plus souvent y parvenir avec une sonde ordinaire ; mais le succès est plus certain et plus facile avec la sonde spéciale, dont nous avons montré les avantages.

Dès le premier examen, il est préférable d'employer la sonde métallique, qui pénètre mieux et qui donne des sensations plus précises pour le diagnostic. Mais plus tard, quand le cathétérisme ne sera plus fait dans un but d'exploration, il faudra préférer les sondes élastiques, dont le contact est moins irritant.

Si l'on n'a pas de sondes élastiques recourbées, on imprimera la courbure convenable avec un mandrin métallique.

Au lieu des sondes élastiques ordinaires, on pourra essayer utilement les sondes en caoutchouc vulcanisé, à la condition qu'elles soient assez fermes pour ne pas être aplaties par l'obstacle, et qu'elles possèdent une souplesse suffisante pour se mouler sur le canal et prendre d'elles-mêmes les inflexions produites par la tumeur.

L'usage de la sonde à demeure offre des inconvénients; on l'évitera autant que possible.

Si le cathétérisme est impraticable à la première tentative, il ne faut pas se rebuter, et l'on mettra en pratique les moyens usités en pareille circonstance : bains généraux, sangsues au périnée, etc.

Lorsque le spasme ou la congestion auront disparu, la sonde pénétrera plus aisément.

Il est des cas cependant où les difficultés du cathétérisme persistent; mais cela est fort rare, à moins de complication.

Alors se présente la question de la ponction de la vessie ou du cathétérisme forcé. Nous serions entraîné trop loin s'il fallait discuter la valeur de ces moyens.

Dans certains cas, on pourra être obligé de pratiquer la ponction de la vessie. On n'aura recours qu'exceptionnellement à cette extrémité, car l'obstacle prostatique lui-même n'est presque jamais infranchissable.

Nous donnons à la fin de ce travail l'observation d'un malade intéressant que nous a présenté, à l'Hôtel-Dieu de Ham, M. le Dr Surmay, qui connaissait notre intérêt pour cette étude. La ponction hypogastrique dut être pratiquée à l'hôpital, car l'urèthre était devenu temporairement imperméable, à la suite de tentatives de cathétérisme faites avant l'entrée du malade dans l'établissement.

Ayant eu l'occasion de suppléer notre distingué confrère dans son service hospitalier, il nous a été permis de pratiquer le cathétérisme à cet homme, qui n'avait, comme lésion primordiale, qu'une tuméfaction prostatique.

Nous transcrivons plus loin cette observation, telle qu'elle a été recueillie par M. le Dr Surmay, ex-interne des hôpitaux de Paris, que nous sommes heureux de remercier de son obligeance amicale.

La ponction de la vessie n'est qu'un incident, et, lorsqu'elle réussit, elle ne dispense pas des moyens ordinaires.

Lorsqu'on est appelé à sonder un malade atteint d'une tuméfaction prostatique, et qu'à la suite de tentatives antérieures de cathétérisme on soupçonne l'existence d'une fausse route, il est très-important de diriger la sonde de telle façon que le bec suive toujours la paroi supérieure de l'urèthre. Nous avons constaté les avantages de ce moyen dans plusieurs cas difficiles. La paroi supérieure est un excellent guide, parce que, d'abord, elle n'est pas le siége de prédilection des obstacles prostatiques, et, de plus, c'est très-rarement sur elle que portent les perforations.

Par quels moyens peut-on combattre l'altération prostatique sénile?

Considérer la lésion comme le résultat des progrès de l'âge, c'est renoncer évidemment à lutter contre une cause puissante et fatale, puisqu'elle découle des lois naturelles. Ainsi qu'on pourrait le croire, nous ne considérons cependant pas la thérapeutique comme complétement désarmée. Il est des causes qui hâtent la sénilité ou qui la modifient ; en outre, nos organes ne sont pas absolument solidaires les uns des autres, et, suivant les dispositions individuelles, il en est qui vieillissent plus vite.

L'altération sénile des organes, et en particulier celle de la prostate, est influencée par une cause générale diathésique et par diverses causes locales.

Dans l'état actuel de la médecine, il serait peut-être téméraire de prétendre lutter efficacement contre la cause qui modifie dans sa vitalité le tissu qui entoure la glande et celui de la glande elle-même, mais au moins il est utile et rationnel d'y penser. Sans résoudre la question, il est bon de la considérer comme soluble, aujourd'hui qu'on possède des agents capables de modifier la production de l'épithélium à la surface de la peau et des muqueuses, d'influer sur la genèse du tissu glandulaire, du tissu fibreux et même, dit-on, des éléments nerveux.

On comprendra notre réserve à l'égard de cette question d'un haut intérêt et d'une non moins grande difficulté.

L'emploi d'un modificateur interne tel que l'iodure de potassium devra être prescrit.

Il sera bon d'examiner la réaction des urines sur la teinture de tournesol, et de les rendre acides lorsque, par exemple, comme dans l'observation n° 5, on aura trouvé dans le fragment enlevé à la tumeur du phosphate ammoniaco-magnésien. En rendant acides les urines qui baignent le tissu altéré, il est permis d'espérer que, dans la portion restante de la tumeur, il ne se déposera plus de sels alcalins, et que peut-être même ceux qui l'incrustent déjà disparaîtront en partie.

Il faut entretenir la liberté du ventre, empêcher les causes de compression et de congestion, recourir quelquefois aux émissions sanguines locales chez les sujets vigoureux.

M. Vanoye préconise l'emploi du chlorhydrate d'ammoniaque porté graduellement jusqu'à la dose de 16 grammes par jour (1).

Les frictions mercurielles et iodurées faites à la région périnéale semblent avoir été quelquefois utiles.

On a tenté d'agir plus directement sur l'obstacle en portant jusque sur lui des subtances médicamenteuses. Stafford vante surtout les préparations iodées employées de cette manière (2). Il fait en quelque sorte des frictions sur la prostate au

(1) *Annales de la Société de médecine de la Flandre occidentale*, 1852.

(2) *On the treatment of some affect. of the prostate gland*, 1840, p. 18.

moyen d'une bougie, dont l'extrémité est chargée du médicament fixé au moyen d'un corps gras.

Les agents purement modificateurs, généraux ou locaux, ont été beaucoup délaissés, et les moyens chirurgicaux et mécaniques sont presque exclusivement employés. Nous allons donc exposer les procédés imaginés dans le but de réaliser cette dernière méthode qui comprend : la compression, la cautérisation, l'incision et l'excision.

Compression. — Parmi les instruments employés comme compresseurs, il en est qui dilatent le col et d'autres qui ont pour but de déprimer l'obstacle. Pour indiquer les tentatives faites dans cette voie, nous ne ferons que mentionner entre autres l'appareil dont Miquel d'Amboise s'est servi pour obtenir la dilatation forcée du col. Cet instrument, d'un emploi peu commode, est composé de six petits cônes de plomb fixés chacun par son sommet à un mandrin flexible.

D'autres instruments plus faciles à manier, avec lesquels on peut atteindre le même but, sont : la pince à trois branches de M. Civiale, ouverte dans la vessie et ramenée vers l'urèthre ; le lithoclaste, dont on écarte les branches dans le col lui-même.

Leroy d'Étiolles a pratiqué la dépression au moyen d'une sonde flexible armée d'un mandrin courbe auquel on substitue une tige droite.

Rigal redressait la sonde avec un fil placé dans son intérieur et fixé à un pas de vis.

Meyrieux et Tanchon, pour obtenir le même effet, ont imaginé un mandrin articulé, qui se courbe et se redresse à volonté, et qu'on fait agir dans l'intérieur d'une sonde.

Une modification avantageuse a été apportée par Leroy d'Étiolles à cet instrument qui est peut-être le meilleur moyen de compression. Il n'est cependant pas sans inconvénients : M. le professeur Laugier l'a employé dans un cas; il est survenu des douleurs et une inflammation telles que son usage n'a pu être continué.

Cautérisation. — Il y a déjà fort longtemps que la cautérisation a été employée pour détruire les obstacles au cours de l'urine, situés au col de la vessie et dans la région prostatique.

Lacuna parle d'un empirique portugais nommé Philippe, qui aurait guéri entre autres trois grands personnages, avec une préparation caustique assez compliquée, à laquelle on attribuait la propriété élective d'attaquer les excroissances, sans détruire les parties saines (1). Il est regrettable que devant la science moderne aucun caustique n'ait conservé cette merveilleuse propriété. L'agent destructeur était porté à sa destination à l'aide d'une bougie à l'extrémité de laquelle on pratiquait une petite excavation.

Ch. Bell a employé la cautérisation au nitrate

(1) *Methodus cognoscendi extirpandique excrescentes in vesicæ collo caronculas*, 1551.

d'argent pour obtenir une modification de l'état morbide, au moyen d'une inflammation substitutive (1).

Du Camp, Lallemand, M. Mercier et d'autres chirurgiens ont inventé des porte-caustiques avec lesquels on produit et on interrompt à volonté le contact de la substance corrosive avec les tissus. Mais comment agir avec certitude? Il est bien difficile de ne s'attaquer qu'à l'obstacle et de limiter à lui seul l'action du caustique.

Les précautions indiquées par les auteurs ne sont pas toujours suffisantes; malgré les améliorations apportées à cette méthode, elle reste très-imparfaite, et le plus souvent, lorsqu'on a recours à son emploi, on ne fait que réaliser l'idée de Ch. Bell en produisant une inflammation modificatrice.

Les accidents consécutifs à la cautérisation sont assez rares et ils n'ont généralement pas de gravité. Elle peut déterminer une légère orchite; quelquefois la rétention d'urine augmente pendant les premiers jours qui suivent l'opération. Ces accidents passagers n'arrêteraient pas le chirurgien s'il avait la possibilité d'agir avec plus de précision.

Incision et excision. — Lorsque la production située au col de la vessie a la forme valvulaire, on peut la traiter chirurgicalement par l'incision ou par l'excision.

Il ne faut recourir aux opérations de ce genre

(1) *On diseases of the urethra*, 1822, p. 98.

que si le malade a une rétention d'urine complète. permanente, ou se reproduisant à des intervalles très-rapprochés.

On serait cependant autorisé à opérer un malade relativement jeune dont la miction serait très-gênée, alors même qu'il n'y aurait pas rétention absolue ; mais il faudrait pour cela que le sujet fût dans des conditions favorables et qu'il ne présentât aucune des contre-indications que nous allons signaler.

Il serait dangereux d'opérer un malade très-irritable qui, à la suite d'un simple cathétérisme, serait pris de fièvre. Cette susceptibilité est redoutable, à cause des funestes accidents que produirait l'opération elle-même et les manœuvres consécutives.

La prédominance des deux lobes latéraux est une condition fâcheuse pour opérer, car ils entrent pour beaucoup dans les troubles de la miction, et l'on ne s'attaquerait qu'à un des obstacles. Le malade ne serait peut-être pas mieux après l'opération ; après lui avoir fait courir quelques dangers, on aurait peut-être pour résultat la transformation d'une incommodité sérieuse en une autre encore plus gênante.

Si le canal était élargi par la tuméfaction périphérique des lobes latéraux, il ne serait pas impossible qu'en supprimant la production médiane on produisît, au lieu d'une rétention plus ou moins complète, une incontinence durable.

Nous avons attaché, dans l'étiologie, une grande importance au développement du système vasculaire et à ses altérations ; c'est qu'en effet l'altération prostatique est non-seulement sous la dépendance des modifications vasculaires, mais surtout elle reconnaît pour cause l'état général diathésique, dont l'influence retentit simultanément sur les systèmes vasculaire et glandulaire.

Aussi trouve-t-on fréquemment, chez les sujets atteints de tuméfaction de la prostate, les veines hémorrhoïdales développées.

C'est là une fâcheuse coïncidence au point de vue du traitement chirurgical, car elle s'accompagne souvent du développement du réseau veineux du col.

Il faut donc éviter d'opérer les malades qui ont des congestions hémorrhoïdaires très-prononcées et chez lesquels on a remarqué que le cathétérisme était souvent suivi d'un léger écoulement sanguin.

La cystite est aussi une contre-indication ; elle est fréquente dans la tuméfaction de la prostate, à cause du séjour prolongé de l'urine et des tentatives répétées de cathétérisme.

Il est nécessaire d'attendre, pour opérer, que la vessie ne soit plus atteinte d'inflammation.

Il est avantageux d'avoir un malade qui n'ait pas été soumis à l'usage de la sonde à demeure.

Bien qu'on ait conseillé l'emploi de la sonde à demeure comme moyen préparatoire, dans le but de disposer à l'opération et d'étudier la susceptibilité du malade, nous persistons à croire que la sonde à demeure a des inconvénients.

Il est préférable d'introduire dans l'urèthre et dans la vessie le moins possible de corps étrangers, et de suivre le conseil que Boyer, dans son langage pittoresque, répétait à ses élèves en de tout autres termes.

Le catarrhe vésical lui-même, quoique moins grave, a aussi ses inconvénients, mais il ne doit pas faire renoncer à l'opération; lorsqu'il est modéré, il ne présente pas de dangers sérieux.

Si l'on n'opérait pas les malades atteints de léger catarrhe vésical, ce serait renoncer à l'intervention chirurgicale, car il est peu de sujets qui en soient exempts. Nous ne l'avons vu manquer que chez un seul malade atteint de valvule prostatique.

Cet homme a refusé l'opération.

Quand un malade ne veut pas se laisser opérer ou lorsqu'il présente une des contre-indications sérieuses que nous avons exposées, il faut se borner aux moyens palliatifs et surtout à l'emploi du cathétérisme, dont les règles spéciales ont été suffisamment indiquées plus haut.

La décision d'opérer une fois prise, à quel procédé aura-t-on recours?

L'incision convient surtout aux barrières uréthro-vésicales minces formant une sorte de repli ou de bride qui paraît être simplement l'exagération de la saillie que forme la lèvre inférieure : ce qu'on a nommé la valvule musculaire, dont l'existence s'observe chez les sujets moins avancés en âge (Mercier).

Elle peut être aussi appliquée aux valvules prostatiques, mais alors, en raison de l'épaisseur et de l'élasticité de l'obstacle, elle a moins de succès.

Les inconvénients qu'on doit craindre particulièrement après l'incision sont les suivants :

La valvule peut persister parce qu'elle a fui devant la lame et qu'elle n'a pas été incisée dans une étendue suffisante.

Les bords de la plaie incomplétement écartés peuvent s'agglutiner et se cicatriser de manière à reproduire l'obstacle.

Enfin il faut prévoir le cas où, après avoir coupé en deux une valvule assez mince, une de celles auxquelles l'incision convient le mieux, chaque lambeau, demeurant flottant et plus ou moins tuméfié, persisterait à remplir l'effet d'une soupape sur le col.

Nous n'avons pas observé d'exemple de ce dernier accident; mais, en raisonnant par analogie, nous sommes convaincu de sa possibilité si les lambeaux gonflés restaient un peu en arrière de l'orifice du col. Nous avons vu, dans une autre région, un repli membraneux normal produire des effets de ce genre, après avoir été sectionné.

Il s'agissait d'un homme qui, dans un accès de manie aiguë, s'était lacéré la poitrine et la gorge de coups de rasoir. Les plaies se sont cicatrisées, et le malade a survécu près d'une année ; mais peu après l'accident, on avait été obligé de lui mettre à la trachée une canule à demeure pour éviter l'asphyxie. L'expiration était facile ; mais, comme dans l'œdème de la glotte, l'inspiration était extrêmement pénible. Ainsi que l'autopsie l'a prouvé, ce phénomène avait pour cause la section du repli aryténo-épiglottique gauche à sa partie moyenne et transversale. Les deux lambeaux flottants et tuméfiés s'appliquaient à la manière d'une soupape sur l'orifice supérieur de la glotte pendant l'inspiration.

C'est dans le cours de notre internat à l'Hôtel-Dieu que nous avons recueilli, à la clinique chirurgicale de M. le professeur Laugier, ce fait curieux et inédit qui nous autorise à conclure qu'après la section d'un repli membraneux ou valvuliforme situé près d'un orifice, les débris flottants peuvent s'engager dans cet orifice ou s'appliquer sur lui de manière à le fermer plus ou moins complétement.

Parmi les nombreux instruments qui ont été inventés pour sectionner les valvules du col, on n'emploie guère que ceux de MM. Mercier et Civiale. Avec l'instrument de M. Mercier, on coupe la valvule de son bord libre vers sa base ; celui de M. Civiale, au contraire, divise l'obstacle d'avant en arrière, de la base vers le bord libre.

L'inciseur de M. Mercier, qui est le plus employé, a la forme de la sonde exploratrice du même auteur. Il n'est pas tout à fait cylindrique. Dans l'épaisseur de la tige, tout près de l'angle de courbure, se trouve une lame qu'on fait saillir de 2 à 6 millim., sans que la pointe de cette lame se dégage complétement de l'épaisseur du bec dans lequel elle est cachée.

Lorsque la lame est saillante au maximum, son

tranchant représente une ligne qui, partant de la tige à 15 millim. de l'angle, irait tomber vers le milieu du bec.

Il ne nous paraît pas nécessaire de décrire ici le mécanisme au moyen duquel on peut ouvrir et fermer l'instrument. Tel est l'inciseur à lame fixe de M. Mercier. Cet instrument a été modifié par son auteur vers 1847.

Voici quelle est cette modification qui lui a valu le nom d'inciseur à lame courante :

Dans ce dernier, comme dans le précédent, la lame est portée par une tige aplatie qui glisse dans la gaîne ; mais elle présente cette particularité qu'elle est à double tranchant et que son extrémité arrondie sort complétement de l'épaisseur du bec à la direction duquel la lame reste toujours parallèle.

Deux vis de pression servent à fixer à l'avance les limites du trajet de la lame, qu'on peut faire saillir aussi bien du côté convexe que du côté concave du talon.

Pour employer l'inciseur à lame fixe, on l'introduit de la même manière que la sonde exploratrice, dans la vessie, préalablement remplie d'eau tiède. On attire, vers le col le bec dirigé en bas, afin de bien constater de nouveau la valvule. Puis l'instrument, toujours dirigé de la même façon est légèrement repoussé dans la vessie , c'est alors qu'après avoir fait saillir la lame, on le tire en avant jusqu'à ce qu'il soit arrêté par le col. Ce mouvement d'arrière en avant divise la valvule.

Il ne reste plus alors qu'à faire rentrer l'instrument plus avant dans la vessie, à le fermer et à l'extraire avec précaution.

C'est de la même manière qu'on introduit et qu'on fait agir l'inciseur à lame courante.

Quand on introduit et quand on retire l'instrument, il faut veiller avec le plus grand soin à ce que la lame soit exactement renfermée dans sa gaîne et maintenue par les vis de pression.

Pour pratiquer la section, le bec est dirigé en bas et on l'attire contre l'obstacle. Après avoir ouvert la vis située à droite de l'opérateur, on tire en avant le bouton fixé à la tige mobile ; la lame devient saillante et elle parcourt un trajet de 15 millim.

Ce premier mouvement coupe la valvule dans une partie de sa hauteur, et la portion restée intacte se place entre le bec recourbé de la gaîne et le dos coupant de la lame.

On complète la section en repoussant la lame dans sa gaîne. Cette manœuvre est répétée deux ou trois fois, et enfin, il ne reste plus qu'à faire rentrer la lame pour retirer l'instrument.

Immédiatement après l'opération, il faut introduire une sonde à demeure d'assez gros calibre, évacuer l'urine mêlée de sang et pratiquer quelques injections d'eau froide. Cette sonde a non-seulement pour avantage de vider la vessie, mais, de plus, elle comprime la plaie et diminue l'écoulement sanguin. Les injections d'eau froide sont faites dans un but hémostatique et aussi pour empêcher la sonde de s'obstruer par les caillots.

La douleur produite par la section n'est pas très-violente; aussitôt après il s'écoule une certaine quantité de sang, dont une partie se coagule dans la vessie.

Dans la plupart des cas, l'écoulement sanguin diminue spontanément; au bout de trois ou quatre jours, les urines sont à peine teintées et même elles ont quelquefois déjà repris leur aspect normal.

M. Demarquay nous signale un fait malheureux, dans lequel l'emploi de l'inciseur à lame courante a produit un grave accident : le malade s'est porté brusquement en arrière au moment de la section, la lame saillante a perforé l'urèthre dans la portion membraneuse, et elle a ouvert la paroi antérieure du rectum. Le chirurgien de la Maison de santé a fait l'autopsie de ce malade, auquel il avait donné des soins après l'opération.

L'excision des valvules du col a été proposée par M. Mercier, qui la pratique surtout dans les cas de valvules prostatiques.

L'instrument employé à cet effet ressemble beaucoup au brise-pierre; il est constitué par un branche mâle et par une branche femelle. Le bec de cette dernière est long de 25 millim. et il a 5 millim. d'épaisseur; près du talon, il présente une ouverture dont les bords sont tranchants à la concavité de la courbure et mousses à la convexité. La tige cannelée reçoit la branche mâle, dont le bec n'a que 15 millim. de long, c'est-à-dire les mêmes dimensions que la mortaise dans laquelle il pénètre exactement. Du côté du talon, le bec est excavé, et ses bords sont tranchants. Enfin, pour fixer la partie qui doit être excisée, l'instrument est muni d'une aiguille à dard en fer de flèche.

Pour pratiquer l'excision, il faut introduire l'instrument dans la vessie remplie d'eau ; puis le bec étant renversé, on écarte les mors d'environ 15 millim., et l'on attire doucement la branche mâle jusque dans la région prostatique, en avant de l'obstacle. Pour arriver à placer ainsi la branche mâle, il est nécessaire de diriger son bec obliquement ; car, si on le présentait directement à l'obstacle situé à la lèvre inférieure, on éprouverait quelque difficulté à pratiquer ce temps de l'opération.

Le bec de la branche mâle et celui de la branche femelle étant placés l'un en avant, l'autre en arrière de la partie à exciser, on relève l'extrémité extérieure du sécateur, de manière à engager plus complétement l'obstacle entre les mors de l'instrument. C'est alors qu'on fait saillir le dard destiné à fixer la valvule ; puis on rapproche fortement les branches, et il ne reste plus qu'à retirer l'instrument chargé du lambeau.

Nous terminerons en indiquant les accidents consécutifs et communs à l'incision et à l'excision.

Les plus redoutables sont l'hémorrhagie et les accidents fébriles liés ordinairement à une cystite, à une néphrite, ou à la suppuration du tissu cellulaire du petit bassin.

L'hémorrhagie peut être très-abondante immédiatement après l'opération. Elle est plus fréquente après l'incision qui divise simplement les tissus ; le mécanisme de l'excision se rapproche davantage du broiement, et bien que notre observation personnelle ne nous ait permis de constater que 2 cas de mort par hémorrhagie, l'un à la suite de l'incision, l'autre à la suite de l'excision, il nous paraît naturel d'admettre, en raisonnant par analogie, que les plaies produites par un emporte-pièce dont les bords ne sont pas trop tranchants doivent mettre plus à l'abri de cet accident que les plaies dues à une lame coupante.

L'écoulement sanguin sera combattu par les moyens ordinairement employés contre les hémorrhagies.

Les plus efficaces et les moins dangereux dans les cas de ce genre sont : l'application d'une grosse sonde, qui a l'avantage de comprimer la surface de la plaie et d'en maintenir les bords écartés ; les injections froides ; les applications de glace au périnée et à l'hypogastre.

L'hémorrhagie a des inconvénients très-graves, non-seulement parce qu'elle épuise le malade, mais aussi parce qu'il se forme des caillots obstructeurs qui produisent la rétention d'urine. La présence de ces caillots exige des manœuvres qui ont souvent pour effet d'activer l'hémorrhagie.

Il faudra bien se garder de combattre l'écoulement sanguin, ainsi que nous l'avons vu faire une fois, par des injections coagulantes qui obstrueraient l'urèthre. Il est au contraire très-utile de pousser dans la vessie un liquide capable d'empêcher la coagulation du sang ou de dissoudre les caillots déjà formés. On emploiera avec avantage dans ce but une solution de sulfate de soude.

Il faut changer la sonde bouchée par des caillots, faire des injections d'eau froide pour la désobstruer, pratiquer dans le même but des apirations avec une seringue.

Lorsque tous ces moyens échouent et qu'un caillot vésical considérable persiste à interrompre le cours de l'urine, on introduit une sonde d'argent de gros calibre, et l'on pénètre profondément en dissociant le caillot obstructeur.

Nous ne saurions partager l'opinion de M. Mercier lorsqu'il conseille d'exercer une dépression sur le fond de la plaie, afin d'empêcher l'adhésion cicatricielle des parties divisées. L'idée est bonne en principe, mais elle n'est pas sans danger; aussi cet auteur recommande-t-il de n'agir ainsi que quand il ne s'écoule plus de sang.

Il faut se dispenser de cette manœuvre qui, même pratiquée lorsque l'hémorrhrgie est arrêtée, a de sérieux inconvénients. Une pression un peu forte exercée sur des parties enflammées et disposées à saigner peut avoir des suites funestes, ainsi que nous l'avons observé chez le sujet de l'observation n° 1.

Nous insisterons peu sur les accidents fébriles, si difficiles à prévenir et à calmer.

Il débutent par un grand frisson, qui n'est souvent que le prélude de la cystite, de la néphrite ou d'une suppuration du tissu cellulaire pelvien.

On combattra ces complications par les moyens ordinaires.

Lorsqu'un frisson violent survient le jour de l'opération, ou le lendemain, il donne les plus vives inquiétudes; mais il peut cependant arriver que ce frisson ne se reproduise pas, surtout si les trois stades de l'accès fébrile bien accentués se sont terminés pas une abondante sudation.

Il n'en est pas toujours ainsi; il arrive que les accès mal caractérisés se reproduisant, le malade a une série de frissons moins forts que le premier; les traits s'altèrent, le ventre devient douloureux, et la mort survient, précédée de quelques accidents cérébraux analogues à ceux de l'urémie. Dans ce dernier cas, on trouve souvent à l'autopsie une phlegmasie interne et du pus infiltré.

Les symptômes fébriles, si redoutables par eux-mêmes ou par les altérations dont ils sont l'indice, ont en outre une fâcheuse influence sur la production de l'hémorrhagie.

On prescrira l'alcoolature d'aconit, le sulfate de quinine, les bains tièdes, etc.

En raison de la nécessité d'agir rapidement contre les formes pernicieuses de la fièvre uréthrale, nous croyons devoir conseiller l'emploi du sulfate de quinine par la méthode des injections sous-cutanées, en suivant les indications qui découlent de nos recherches sur l'absorption hypodermique de ce médicament (1).

Le sulfate de quinine a même été employé comme préventif plusieurs jours avant l'opération. Cette précaution est peut-être exagérée; nous pensons qu'il vaut mieux ne pas abuser de ce précieux médicament, d'abord, parce qu'il produit quelquefois de la dysurie, et ensuite parce qu'il est préférable de suivre l'antique et sage précepte de Celse, en n'usant point d'avance les ressources réservées pour le temps de la maladie.

(1) *Bulletin général de thérapeutique*, 15 août 1865.

OBSERVATIONS.

A l'appui des diverses opinions émises dans notre travail, nous allons citer quelques-unes des observations que nous avons recueillies, en choisissant de préférence celles qui ont un véritable intérêt pratique et dans lesquelles le chirurgien est intervenu.

Depuis trois ans nous avons recueilli les prostates de presque tous les vieillards qui ont succombé dans les services de nos maîtres : à l'Hôtel-Dieu, chez M. Laugier; à la Charité, chez M. Pelletan, et à la Maison municipale de santé, chez M. Bourdon. Il nous est même arrivé de faire des emprunts aux services voisins; et nous devons des remercîments tout particuliers à M. Demarquay, chirurgien de la Maison de santé, qui nous a permis de recueillir dans son service plusieurs faits intéressants. Nous remercions aussi les internes de M. Demarquay, nos excellents collègues et amis René Blache et Paul Boucher de l'obligeance avec laquelle ils nous ont donné des renseignements sur les malades confiés à leurs soins.

C'est dans le service de M. le professeur Laugier que nous avons fait nos premières et nos plus fructueuses recherches, en y étudiant les nombreux malades atteints d'affection des voies urinaires.

M. le professeur Laugier a pratiqué l'opération à

7 malades atteints de valvules prostatiques, et il a obtenu 5 fois un résultat des plus satisfaisants.

Nous avons revu 2 ou 3 fois un de ses anciens opérés qui à des intervalles fort éloignés éprouvait encore quelques légers troubles de la miction, dues probablement à de la congestion ou au spasme, car les lobes latéraux étaient peu développés chez ce malade, et la barrière uréthro-vésicale était détruite.

La dysurie que présentait cet homme a cédé en quelques jours aux injections d'eau froide que nous lui pratiquions dans la vessie.

Ce malade, auquel l'opération a rendu un immense service, avait été considéré avant la section de la valvule comme atteint de paralysie vésicale, et un de nos plus célèbres chirurgiens militaires l'avait traité par la strychnine.

Nous citerons les deux faits dans lesquels l'opération a été suivie de mort, parce que les cas de ce genre présentent toujours un plus grand enseignement et aussi parce que nous les avons recueillis nous-même avec certains détails qui nous manqueraient pour les autres.

Ces deux observations ont été déjà publiées dans la thèse du docteur Lascano (de l'Equateur) qui les a puisées dans les notes que nous lui avons confiées (1). Nous les reproduisons en les complétant.

(1) *Étude sur les valvules du col de la vessie.* 1864.

OBSERVATION I.

Valvule du col de la vessie opérée par incision.

Jean D... corroyeur, âgé de 54 ans, est entré, le 6 janvier 1863, dans le service de M. le professeur Laugier à l'Hôtel-Dieu, salle Sainte-Marthe, n° 24.

Cet homme jouissait autrefois d'une excellente santé; il nous dit que, depuis deux ans, sans avoir eu d'inflammation antérieure, il a été pris de difficulté pour uriner; les troubles, d'abord légers, ont augmenté d'une façon lente et graduelle; le malade était obligé de se livrer à des efforts peu énergiques d'abord, mais plus tard très-violents pour faire partir le jet d'urine; la miction devint nécessaire à des intervalles de plus en plus rapprochés; en même temps la force de projection et le calibre du jet d'urine diminuaient sensiblement.

Enfin la rétention d'urine étant devenue complète, cet homme est obligé d'entrer à l'hôpital.

Dès l'arrivée du malade, le cathétérisme permet de reconnaître que le canal est parfaitement libre et que l'obstacle siége au col de la vessie; une courbure convenable est imprimée à la sonde élastique au moyen d'un mandrin, et l'introduction dans le réservoir urinaire se fait sans difficulté sérieuse; le liquide s'échappe avec une certaine énergie, de sorte que la paralysie vésicale est complétement mise hors de cause.

Après avoir pratiqué le cathétérisme explorateur avec la sonde à courbure brusque de M. Mercier, M. le professeur Laugier diagnostique une valvule de la région prostatique et applique une sonde à demeure.

Des injections d'eau fraîche sont fréquemment poussées dans la vessie. La sonde est renouvelée tous les trois ou quatre jours ; chaque fois on engage le malade à faire des efforts pour uriner, mais il ne peut y parvenir.

Le 21, un nouvel examen avec la sonde exploratrice confirme le diagnostic ; l'instrument est arrêté dans la région prostatique, et il ne peut franchir l'obstacle que par un mouvement d'ascension et de bascule ; le bec, introduit dans la vessie, peut décrire une circonférence complète en restant appliqué contre le col ; le pavillon étant abaissé entre les cuisses et le bec dirigé en bas, si l'on exerce un mouvement de traction, comme pour extraire la sonde, on constate que le bec est fortement accroché. En retirant le cathéter, le bec tourné en haut, le talon de l'instrument subit de nouveau un mouvement de bascule en franchissant le col. Ces symptômes bien établis, M. Laugier se décide à pratiquer la section de la valvule dans le but d'obtenir une guérison définitive. Le malade est dans les conditions les plus satisfaisantes pour être opéré.

Le 22, l'incision est pratiquée de la manière suivante :

Une injection d'eau tiède est d'abord poussée dans

la vessie avant l'introduction du coupe-valvules; l'instrument est placé selon les règles ordinaires, et la section est pratiquée d'arrière en avant.

Au moment de la section, nous entendons de la manière la plus distincte un bruit semblable à celui que produit la division du tissu fibreux. Il s'écoule aussitôt une assez grande quantité de sang; une sonde à demeure est immédiatement appliquée.

L'opération n'est suivie d'aucun accident; la sonde à demeure est enlevée le 26; l'urine ne présente plus alors aucune teinte sanguinolente.

Le malade urine seul, mais il ne vide pas complétement sa vessie; il est obligé de faire des efforts prolongés pour commencer à chasser l'urine. Le résultat est évidemment incomplet.

Le 2 février, M. Laugier pratique de nouveau la section de la valvule par le même procédé; les suites de cette seconde opération sont aussi simples que celles de la première. Une sonde à demeure est encore appliquée; mais elle s'échappe pendant le som meil du malade.

Après l'opération, il s'écoule un peu de sang pendant quelques heures. Le jour même au soir l'urine n'est plus colorée.

Le 5, après avoir enlevé la sonde à demeure, on constate que le malade est encore obligé de se livrer à de grands efforts pour commencer à uriner. A la visite du matin, une sonde métallique est introduite et dirigée de manière à écarter les lèvres de l'incision. Cette manœuvre est suivie d'un écoulement sanguin, faible d'abord, mais qui, vers midi, augmente beaucoup d'intensité. Après quelques difficultés, on parvient à introduire une sonde qui est laissée à demeure.

Des injections très-froides sont fréquemment pratiquées dans la vessie pour maintenir la perméabilité de la sonde et modérer l'hémorrhagie. Tous les moyens indiqués en pareil cas sont employés à l'intérieur et à l'extérieur; ils ne parviennent que trop tardivement à rendre la perte de sang moins abondante.

Le soir, le malade est pris de fièvre, et pendant la nuit il a plusieurs légers frissons.

Le 6 au matin, il est très-faible; le sang ne s'écoule plus qu'en petite quantité. On prescrit des boissons toniques et astringentes; des injections d'eau fraîche sont poussées plusieurs fois par jour.

Le 7, l'état général est très-grave, le visage a jauni, l'anémie est profonde, le pouls est faible, un peu accéléré. La sonde est souvent obstruée par des caillots.

Le soir, l'urine est à peine teinte de sang, le ventre est douloureux ; des vomissements noirâtres surviennent.

Le malade succombe le 8, peu avant la visite du matin, sans avoir eu aucun trouble intellectuel; quelques instants avant de mourir, il a parfaitement rendu compte de ce qui s'était passé pendant la nuit.

Anatomie pathologique. — Il n'y a pas d'abcès métastatiques dans les viscères.

Les reins ne sont pas altérés.

La vessie est enflammée superficiellement ; l'urèthre est sain. La région prostatique présente une valvule affectant la disposition suivante : sa longueur ou plutôt son degré de saillie est de 12 millimètres, son épaisseur est de 3 à 4 millimètres. Cette valvule présente une face antéro-supérieure doucement inclinée en avant et en bas, une face postérieure d'une dimension un peu moindre, disposée de telle sorte qu'elle forme un angle aigu avec la surface du trigone.

La valvule a été entamée par l'instrument, qui a produit une incision profonde de 6 à 8 millimètres, un peu à droite de la ligne médiane ; cette incision a divisé le bord libre de la saillie, mais à la base de la valvule, il n'y a qu'un sillon n'entamant pas toute l'épaisseur de l'obstacle.

Les lobes latéraux de la prostate ont à peu près le volume normal.

L'examen histologique démontre que la partie glandulaire de la prostate n'est pas augmentée de volume ; elle n'entre pour rien dans la constitution de la valvule.

On trouve, dans cette dernière, du tissu fibreux dans la partie superficielle, sous-épithéliale ; puis, plus profondément, des fibres de tissu élastique, et enfin, tout à fait à la base, quelques fibres musculaires éparses dans une trame fibreuse.

Cette production est le résultat de l'hypergénèse des éléments de la muqueuse, et ceux qui prédominent appartiennent à la couche profonde du chorion.

Observation II.

Altération sénile de la prostate. — Saillie valvulaire opérée par incision.

Jacques P....., terrassier, âgé de 68 ans, entre, le 10 avril 1863, dans le service de M. Laugier, salle Saint-Marthe, n° 8.

Cet homme a toujours été d'une santé vigoureuse ; il n'a eu comme antécédent morbide sérieux qu'un calcul vésical pour lequel il a subi l'opération de la taille il y a plus de vingt ans.

Il se présente à nous pour une rétention d'urine complète. D'après son récit, les premiers accidents ne remontent guère à plus de deux mois. D'abord il n'éprouvait que certaines difficultés pour commencer la miction ; puis les besoins d'uriner sont devenus plus fréquents et plus difficiles à satisfaire. Enfin, depuis un mois, l'émission des urines ne peut être obtenue que par le cathétérisme.

Le malade s'est sondé lui-même pendant plus de trois semaines; mais cela lui est devenu impossible et c'est pour cette raison qu'il entre à l'Hôtel-Dieu.

A son arrivée dans le service, l'état général est excellent ; après avoir examiné le malade, M. Laugier reconnaît l'existence d'une valvule du col et applique une sonde à demeure. Cette sonde est parfaitement supportée; elle est renouvelée tous les cinq ou six jours. Des injections d'eau fraîche sont pratiquées souvent dans la vessie. Chaque fois qu'on change la sonde, on engage le malade à faire quelques efforts pour uriner seul, mais il ne peut y parvenir.

L'état général se conserve excellent, un bain tiède est prescrit tous les deux jours.

Le 21 mai, M. Laugier procède à un nouvel examen qui vérifie complétement sa première opinion.

Le 29, la section de la valvule est pratiquée avec l'inciseur, d'après le procédé ordinaire. Le bruit produit par la division de l'obstacle est entendu très-distinctement. Aussitôt après, il s'écoule une certaine quantité de sang; mais cette petite hémorrhagie ne tarde pas à diminuer. Une sonde à demeure est immédiatement appliquée. Les suites immédiates de l'opération sont des plus simples; ne survient aucun accident.

4 juin. Le malade est bien; les urines sont limpides; un peu de sang non mélangé d'urine s'écoule encore entre la sonde et le canal. Ce matin la sonde est enlevée; mais on se trouve dans la nécessité de la remplacer dans l'après-midi, parce que le malade ne peut rendre spontanément une seule goutte d'urine. Ce nouveau cathétérisme nous a offert une légère difficulté : la sonde élastique a éprouvé une résistance contre laquelle nous n'avons

déployé aucun effort. Nous avons alors introduit une sonde métallique à courbure spéciale, qui a pénétré avec facilité et dont l'effet a été sans doute de frayer la voie en déprimant l'obstacle; car aussitôt il a été possible de faire passer, sans le moindre temps d'arrêt, une sonde élastique armée de son mandrin.

Il s'écoule quelques gouttes de sang; une injection d'eau fraîche est poussée dans la vessie.

Le 5, le malade est pris vers le soir d'un frisson violent qui est le prélude d'une fièvre intense. Une nouvelle injection est poussée dans la vessie, et l'eau s'échappe entre la sonde et le canal.

Le 6, la fièvre continue; la nuit a été agitée; la sonde est encore dans l'urèthre, mais elle est sortie de la vessie. Une nouvelle sonde est passée avec un mandrin. La fièvre persiste avec intensité; le malade a parfois de légers frissons. — Sulfate de quinine, 75 centigrammes.

Le 9, la fièvre disparaît après une abondante transpiration. Rien d'important ne se passe les jours suivants.

Le 22, le malade est allé au bain avant la visite; il a enlevé sa sonde et il a essayé d'uriner sans pouvoir y parvenir. M. Laugier passe une nouvelle sonde avec un mandrin; quelques gouttes de sang s'échappent.

Dans l'après-midi, un frisson violent survient; il est suivi d'une forte réaction. — Sulfate de quinine, 75 centigrammes.

Le 24, la fièvre continue; la sonde est bouchée par du mucus sanguinolent; une nouvelle sonde est introduite et l'on fait une injection d'eau fraîche.

Le 26, la fièvre est toujours intense; la dose de sulfate de quinine est portée à 1 gramme. Le malade a chaque jour un ou deux frissons violents, suivis de sueurs abondantes. Les urines sont rares.

Le 29, dans un moment d'agitation, sa sonde s'est échappée; une autre est introduite sans difficulté. Les membres sont le siége de douleurs vagues.

1er juillet. L'intelligence s'obscurcit; le malade succombe la nuit suivante.

Autopsie. — L'ouverture du cadavre est pratiquée le 3 juillet.

Les reins présentent à leur surface de larges plaques rouges. Celui du côté gauche nous offre plusieurs petits points suppurés, et en outre, près du hile, un kyste gros comme la moitié d'une orange, limité par une paroi mince, transparente, contenant un liquide séreux et limpide.

Il n'y a pas d'abcès dans les autres viscères.

La vessie contient environ un demi-verre d'urine; elle est entourée de tissu cellulaire graisseux, abondant. Les parois de ce réservoir sont épaissies; la surface interne est bleuâtre, injectée; elle a ses colonnes très-développées.

La masse prostatique présente une augmentation de volume uniforme, sans autre saillie que la valvule.

Cette dernière production constitue à la partie inférieure du col une lèvre saillante légèrement inclinée en bas et en avant, saillante de plus d'un centimètre, épaisse de 4 millimètres.

Entre la valvule et le verumontanum se trouvent à la partie inférieure de l'urèthre cinq ou six petites dépressions assez profondes séparées par de minces cloisons longitudinales dont quelques-unes sont incomplètes, de telle sorte qu'alors, entre deux dépressions voisines, on ne trouve qu'une sorte de petit cordage servant de limite. Si l'on ne s'était appliqué à suivre la paroi supérieure, le bec de la sonde aurait été bien souvent arrêté en pénétrant dans ces dépressions. Mais, grâce aux précautions qui ont été prises, aucune d'elles ne présente d'éraillure; une seule renferme un petit calcul brunâtre, gros comme un grain de mil.

La face antéro-supérieure de la valvule montre de petites saillies longitudinales dues au soulèvement de la muqueuse par des faisceaux de fibres. Entre ces saillies presque linéaires on remarque de légères dépressions ayant au plus 2 millimètres de profondeur.

Un peu à droite de la ligne médiane est un sillon profond de 8 millimètres à partir du bord libre de la valvule; il diminue en avant et se termine insensiblement dans une des petites dépressions que nous avons signalées.

En coupant la masse prostatique, on distingue une trame serrée, d'un blanc grisâtre, au milieu de laquelle se trouve dans chaque lobe un foyer purulent du volume d'un petit pois.

Le diamètre transversal de chaque lobe latéral est de 2 centimètres et demi. L'augmentation de volume est due à l'hypergénèse du tissu fibreux au milieu duquel on trouve éparses quelques fibres musculaires. L'épithélium nucléaire des acini prostatiques est granuleux, peu abondant; il tend à disparaître.

Quant à la valvule, elle ne renferme pas d'éléments glandulaires ; sa composition est identique à celle que nous avons décrite dans l'observation précédente.

Observation III.

Tuméfaction prostatique. — Saillie formant un opercule au col de la vessie. — Perforation de l'urèthre. — Ponction hypogastrique de la vessie.

L'observation suivante est celle d'un malade que nous a présenté M. le Dr Surmay; nous la reproduisons littéralement telle que nous la devons à l'obligeance de notre confrère.

« Le nommé L..., âgé de 80 ans, vieillard encore robuste, a eu, trois ans environ avant l'accident dont il va être question, des symptômes de fluxion cérébrale pour lesquels je dus le saigner une ou deux fois. Plus tard, j'ai été appelé près de lui pour une rétention d'urine qui, à deux reprises, a immédiatement cédé à un cathétérisme aussi facile que possible.

« Je n'avais plus revu cet homme depuis longtemps lorsque, dans le mois de septembre 1864, il se présenta à moi dans un état déplorable.

« Voici ce qu'il me raconta :

« L'avant-veille, il était parti de Compiègne pour venir à Ham. En chemin, pris du besoin d'uriner, et, pour ne pas descendre de voiture, il s'était longtemps retenu, après quoi, voulant satisfaire ce besoin auquel il avait résisté, il ne put rendre une seule goutte d'urine. Au premier village, s'étant arrêté, il essaya de s'introduire une sonde en gomme élastique dont il s'était plusieurs fois servi en pareils cas; mais il n'avait pu pénétrer dans la vessie, ce qui ne lui était jamais arrivé. Il se rendit alors auprès d'un médecin de la localité. Celui-ci, malgré des tentatives très-longtemps renouvelées, ne fut pas plus heureux que le malade; mais les manœuvres, fort douloureuses, déterminèrent un écoulement de sang très-abondant. Notre homme fut, de là, trouver un autre médecin qui ne réussit pas mieux ; et enfin il s'était fait conduire à Ham, et il me suppliait avec les plus vives instances de le secourir.

« Depuis deux jours ce vieillard n'avait pas uriné. La vessie était très-distendue, les souffrances étaient excessives, il s'écoulait toujours par le méat urinaire du sang en notable quantité. Je fis entrer immédiatement ce pauvre homme à l'hôpital et peu d'instants après je me rendis près de lui.

« Je fis des tentatives de cathétérisme bien variées, avec des sondes rigides et de différentes courbures et avec des sondes flexibles; j'arrivai toujours au col de la vessie, mais il me fut impossible de le franchir. Je pensai qu'une fausse route avait été faite près du col vésical et que c'était dans cette voie que la sonde s'engageait obstinément. Pour m'en assurer et aider en même temps au cathétérisme j'introduisis le doigt dans le rectum; je sentis alors la sonde qui ne me parut séparée de mon doigt que par la paroi antérieure du rectum; mais il me fut impossible de ramener l'instrument dans une bonne direction. Je constatai en même temps une grande augmentation de volume de la prostate.

« Pendant trois jours, je repétai, trois fois par jour, les tentatives de cathétérisme, sans aucun succès. Je me déterminai alors à pratiquer la ponction de la vessie.

« Je fis la ponction sus-pubienne. L'opération eut les suites les plus simples et les plus heureuses; au bout d'une douzaine de jours, je supprimai la sonde abdominale, et le lendemain la petite plaie faite par la ponction était tout à fait et pour toujours fermée.

« Dans l'espoir qu'une cicatrisation plus ou moins avancée rétrécirait l'entrée de la fausse route de manière à ne pas permettre à la sonde de s'y engager, j'avais laissé se passer cinq ou six jours après la ponction avant de tenter de nouveau le cathétérisme; mais, cette fois encore, je n'ai pu pénétrer dans la vessie avec les sondes ordinaires.

« Je me procurai alors des sondes en caoutchouc vulcanisé, et c'est avec une sonde de cette espèce et du calibre de la sonde en argent des trousses que, du premier coup, j'entrai dans la vessie.

« Malheureusement, la paralysie de la vessie ne put être guérie. Frictions excitantes sur l'hypogastre, injections d'eau froide dans la vessie, électrisation au moyen d'une sonde métallique introduite dans le rectum, et d'une autre dans la vessie ; extrait de noix vomique à l'intérieur; tout fut inutile, et, six mois après l'opération, le malade succombait aux suites d'une cystite purulente.

« Voici ce que je trouvai à l'autopsie : La paroi antérieure de la vessie adhérait à la paroi abdominale correspondante.

« La vessie était de médiocre capacité, mais les parois en étaient extrêmement épaisses.

« La muqueuse vésicale était très-hypertrophiée et boursouflée. Elle présentait de nombreuses saillies dont quelques-unes atteignaient le volume d'une très-grosse aveline. Une de ces saillies se trouvait immédiatement derrière l'orifice interne du col vésical et en arrière, de façon qu'elle semblait en être l'opercule. En avant le col de la vessie n'offrait aucune lésion.

« La portion prostatique de l'urèthre ne présentait pas de coarctation circulaire, ni de saillie formée par la prostate ; elle était étalée, comme aplatie par le développement de la prostate en largeur. La muqueuse en était saine. Immédiatement en avant du verumontanum se trouvait une ouverture par laquelle une sonde introduite pénétrait dans une cavité pouvant contenir la moitié d'une noix et renfermant un peu de pus, située entre la prostate et la paroi antérieure du rectum. C'était évidemment la fausse route dont j'avais soupçonné l'existence pendant la vie.

« La prostate était hypertrophiée uniformément ; il n'y avait pas de prédominance d'une portion sur le reste de la glande. Le volume total de l'organe était environ d'un tiers au-dessus du volume normal. A la section je ne pus constater qu'une simple augmentation de quantité des éléments normaux de la prostate.

« Ce qui était plus frappant que l'hypertrophie de la prostate, c'était une énorme augmentation de volume des vésicules séminales qui, ainsi que tout le tissu cellulaire environnant, étaient considérablement infiltrées de produits plastiques. »

Cette observation est intéressante à plus d'un titre : nous serons sobre de commentaires en raison des points que nous avons précédemment traités. Il suffira de faire ressortir ici quelques particularités tout à fait inhérentes au fait actuel.

D'abord quelle était la véritable cause de la rétention? Sans méconnaître l'inertie vésicale, nous sommes persuadé qu'elle remplissait ici un rôle secondaire.

La rétention qui a nécessité la ponction pouvait bien être influencée par de légers troubles cérébraux antérieurs et plus encore par la distension prolongée de la vessie due à ce que le malade avait longtemps résisté au besoin d'uriner.

Mais il y avait là un obstacle plus puissant, une cause matérielle dans cette saillie du volume d'une très-grosse aveline située immédiatement derrière l'orifice interne du col vésical dont elle semblait être l'opercule.

Le siége de l'obstacle et de la perforation prouvent en outre l'importance du conseil, sur lequel nous insistons plus haut, de suivre toujours en pareille circonstance la paroi supérieure de l'urèthre, car en agissant ainsi on a les plus grandes chances d'éviter l'excroissance prostatique et en même temps de ne pas s'engager dans la fausse route.

Observation IV.

Valvule du col de la vessie opérée par excision.

Jean-Baptiste B..., teneur de livres, âgé de 56 ans, entre, le 12 mai 1865, à la Maison municipale de santé, dans le service de M. Demarquay.

Cet homme, d'une bonne santé habituelle, a eu vers l'âge de 25 ans deux blennorrhagies dont il a été parfaitement guéri.

Les premiers troubles de la miction datent de trois ans : depuis cette époque, le malade ne peut faire un repas plus copieux que d'ordinaire sans éprouver de fréquents besoins d'uriner ; de plus il est obligé de se livrer à quelques efforts pour vider sa vessie.

Dans l'intervalle, lorsqu'il ne sort pas de ses habitudes régulières, le malade n'éprouve aucune gêne dans l'émission des urines.

Le 1er mai 1865, après avoir dîné moins sobrement que de coutume avec quelques amis, il a essayé d'uriner poussé par un besoin pressant ; mais la miction fut impossible. Après de nombreuses tentatives le malade est rentré chez lui, et pendant toute la nuit il a continué à faire des efforts dont le seul effet a été l'expulsion de quelques gouttes d'urine.

La journée suivante et la nuit se sont passées à peu près de même. Un médecin n'a été appelé que le surlendemain.

Le premier cathétérisme a donné issue à une grande quantité d'urine, et il s'est écoulé un peu de sang. Le médecin a continué à sonder le malade une seule fois chaque matin ; dans l'intervalle, la miction spontanée était impossible. Puis, le cathétérisme a été pratiqué deux fois par jour, le malade continuant à rester chez lui.

Le 12 mai, les tentatives de cathétérisme faites le soir ont été infructueuses, et c'est alors que cet homme s'est présenté à la Maison municipale de santé. Le 13 mai, M. Demarquay examine le malade pour la première fois ; il constate l'obstacle prostatique, et, en ayant soin de l'éviter, il pénètre sans difficulté dans la vessie. Le canal est parfaitement libre, et une sonde à demeure de fort calibre est appliquée.

La sonde est renouvelée tous les cinq ou six jours, et alors on engage le malade à faire des efforts pour uriner, mais ces tentatives sont impuissantes; chaque fois il est nécessaire de réintroduire la sonde. Il y a un peu de catarrhe vésical; tous les matins, une injection d'eau fraîche est poussée dans la vessie.

Après avoir de nouveau examiné le malade et bien constaté qu'il existe une valvule du col sans augmentation appréciable des lobes latéraux de la prostate, M. Demarquay se décide à pratiquer l'opération.

Le 1er juin, le chirurgien procède à l'ablation d'un fragment de l'obstacle, au moyen de l'instrument emporte-pièce. Cette excision se fait de la façon la plus heureuse, et aussitôt après se produit un écoulement sanguin assez abondant.

Une sonde à demeure de forte dimension est appliquée; des injections d'eau fraîche sont pratiquées dans la vessie.

Le malade n'a point de fièvre; les suites de l'opération sont fort simples; l'écoulement sanguin se modère vite et disparaît au bout de quarante-huit heures.

La sonde à demeure est retirée le sixième jour, et le malade essaye d'uriner spontanément, mais il n'y parvient pas.

Une nouvelle sonde est replacée à demeure pendant six jours; et, au bout de ce temps, le malade urine seul avec facilité.

Le jour où la sonde est enlevée, les besoins de vider la vessie se font souvent sentir; le malade les satisfait toutes les deux heures.

Chaque matin, M. Demarquay introduit une sonde pour voir si la vessie se vide complétement et pour faire une injection d'eau froide.

On constate ainsi que la vessie conserve encore environ 60 grammes d'urine après chaque miction.

Cette quantité continue à décroître jusqu'à l'époque de la sortie.

Le malade quitte la Maison de santé le 15 juillet, et alors il urine quatre fois, en moyenne, dans la journée et une ou deux fois pendant la nuit.

M. Demarquay lui recommande de se sonder soir et matin et de faire une injection d'eau froide.

Nous regrettons que le débris enlevé à la valvule n'ait pas été recueilli pour être examiné au microscope.

Observation V.

Valvule prostatique opérée par excision.

M. Bernard D..., marchand de grains, âgé de 63 ans, est entré le 27 juin 1865 à la Maison municipale de santé, dans le service de chirurgie.

Cet homme est ordinairement d'une bonne santé; il n'a eu du côté des organes génitaux qu'un écoulement blennorrhagique qui s'est montré à deux ou trois reprises dans l'espace d'une année et qui a complétement disparu sans aucune complication.

Depuis trois ou quatre ans, le malade ressent des picotements vers le col de la vessie, et lorsqu'il est pris du besoin d'uriner, il est obligé de le satisfaire aussitôt; car, s'il résiste, il éprouve de vives douleurs qui paraissent dues à la sensibilité du col.

Après avoir chassé une certaine quantité d'urine, le malade est obligé de renouveler plusieurs fois les efforts pour vider plus complétement la vessie, et lorsque la miction semble terminée, il sort encore quelques jets d'urine à trois ou quatre reprises.

Le besoin de l'expulsion se fait sentir environ six fois dans la journée et quatre fois pendant la nuit.

Le jet d'urine est toujours gros et assez bien lancé.

Ces symptômes s'aggravent le 19 juin dernier : le malade, après avoir assisté la veille à un repas de noce, est pris de rétention d'urine dans la matinée. Le même jour au soir, un médecin pratique le cathétérisme, qui donne issue à une assez grande quantité d'urine et après lequel il s'écoule un peu de sang.

La même opération est renouvelée le lendemain; puis une sonde à demeure est appliquée jusqu'au moment où le malade se rend à Paris.

M. Demarquay reconnaît la présence et la nature de l'obstacle; cet habile chirurgien nous permet de constater avec lui le siége de la valvule à la partie inférieure du col, où la sonde exploratrice renversée, accroche une saillie à la fois résistante et élastique.

Une sonde à demeure est laissée en place pendant

huit jours; elle détermine du catarrhe et même un peu de cystite.

Des injections d'eau sont pratiquées; le malade souffre en urinant; il ne peut vider qu'imparfaitement sa vessie; le jet d'urine s'arrête court.

Le dépôt purulent des urines diminue; l'état général est excellent; M. Demarquay se décide à faire l'excision de la valvule.

L'opération est pratiquée le 16 juillet. L'instrument est introduit à trois reprises dans la vessie remplie d'eau, et chaque fois nous recueillons avec soin les débris saisis entre les branches. Les deux premières tentatives n'ont permis d'enlever que de très-petits fragments; mais la troisième a détaché un lambeau suffisamment considérable de la valvule.

L'étude histologique de la partie excisée a été faite avec le plus grand soin par M. Ordoñez, et nous donnons plus loin le résultat de son examen.

Immédiatement après l'excision il s'écoule une certaine quantité de sang; mais cet écoulement diminue aussitôt qu'une sonde de gros calibre est placée à demeure. Une injection d'eau froide est poussée dans la vessie.

Le malade n'éprouve aucun accident; l'écoulement sanguin est sans importance; trois jours après l'opération, les urines ont leur aspect normal.

Le sixième jour la sonde est enlevée; la miction spontanée est possible; mais le malade ne vide pas complétement sa vessie.

Le cathétérisme est pratiquée matin et soir, et

chaque fois, bien que le malade ait uriné un instant auparavant, il donne issue à un verre de liquide.

Des injections froides sont pratiquées chaque jour pour laver et stimuler la vessie qui produit encore une sécrétion catarrhale.

La réaction des urines est acide.

La proportion de liquide que la vessie conserve après les efforts d'expulsion diminue chaque jour.

Le 4 août, on n'en retire plus qu'une cuillerée en sondant le malade aussitôt après la miction.

M. D.... quitte la Maison de santé le 10 août, dans l'état le plus satisfaisant. Il vide bien sa vessie; il urine une fois la nuit et quatre ou cinq fois dans la journée.

Etude histologique. — Les deux premiers débris enlevés par l'emporte-pièce sont des lambeaux de muqueuse dont le chorion est considérablement épaissi.

Le dernier fragment enlevé est le plus gros et aussi le plus intéressant comme structure. Il est surtout constitué par l'hypergénèse du tissu fibreux sous-jacent au chorion.

Dans la partie profonde de la trame fibreuse on distingue quelques éléments de la glande, la plupart altérés.

L'épithélium des culs-de-sac tend à disparaître; il y a substitution de tissu fibreux et dans ce tissu de nouvelle formation il s'est formé des dépôts cristallisés de phosphate ammoniaco-magnésien, qui disparaissent lorsqu'on traite la préparation par l'acide sulfurique.

On distingue en outre quelques fibres musculaires, dans l'intérieur desquelles existe une production saline identique à la précédente.

Observation VI.

Tuméfaction prostatique. — Saillie valvulaire du col, opérée par excision. — Hémorrhagie.

Louis T...., âgé de 75 ans, rentier, entre le 24 novembre 1865 dans le service de M. Demarquay, à la Maison municipale de santé.

Ce malade a eu comme antécédents morbides des douleurs rhumatismales sans gravité; de plus, il est atteint depuis dix ans de fluxions hémorrhoïdaires.

Il n'a jamais eu d'accidents du côté des voies urinaires. Depuis six mois, il est obligé de satisfaire plus souvent le besoin d'uriner.

Il y a trois mois, à la suite d'un repas trop copieux, cet homme fut pris tout à coup de rétention d'urine qui, pendant plusieurs jours, a nécessité le cathétérisme. Puis la vessie fonctionna de nouveau avec une certaine régularité; le malade n'éprouvait qu'un peu de gêne produite par les besoins trop fréquents d'uriner.

Il est entré il y a quelques jours dans le service de M. Cazalis, pour des accidents gastro-intestinaux qui ont rapidement cédé; mais, pendant son séjour à l'hôpital, il a été pris de rétention d'urine complète, qui a nécessité son passage dans le service de chirurgie. Le malade a été souvent sondé, et l'on nous apprend que l'introduction du cathéter a fait plusieurs fois couler du sang.

M. Demarquay reconnaît la présence d'une saillie valvulaire à la partie inférieure du col de la vessie.

Le malade n'a qu'un peu de catarrhe vésical; son état général est excellent.

L'opération est pratiquée le 4 décembre avec l'exciseur. En faisant une première tentative M. Demarquay enlève un lambeau de la muqueuse très-épaissie; puis l'instrument, introduit de nouveau, saisit un fragment considérable.

La douleur accusée par le malade au moment de l'opération est modérée.

Il s'écoule une quantité de sang assez considérable.

Une grosse sonde est introduite avec l'aide d'un mandrin, et l'on pousse une injection d'eau froide. Le sang continue à couler, et bientôt la sonde est obstruée par des caillots. Plusieurs injections d'eau sont introduites, et elles ne ressortent que très-incomplétement; les caillots sanguins forment soupape sur les yeux de la sonde et pénètrent même dans son intérieur. Par une fâcheuse coïncidence, il se produit vers le petit bassin une congestion qui se traduit à l'extérieur par la turgescence des hémorrhoïdes.

Le malade ne parvient à rendre dans la journée qu'une très-faible quantité d'urine sanglante.

Appelé le soir auprès de lui, nous avons fait quelques tentatives pour rendre la sonde perméable, et n'ayant pu la désobstruer, nous l'avons remplacée par une sonde nouvelle, qui a permis au malade d'expulser plus de deux litres d'urine mêlée de beaucoup de sang.

Le malade, qui avait des douleurs violentes dans l'abdomen et qui commençait à délirer, redevient parfaitement calme et raisonnable.

La nuit est bonne. Le lendemain matin, M. Demarquay change la sonde, bouchée de nouveau par les caillots.

Pendant toute la journée, la sonde fonctionne mal; on est obligé de la changer le soir, mais cela ne suffit pas; on injecte un peu d'eau, on fait des aspirations avec une seringue; ces tentatives sont inutiles, et M. Demarquay est appelé. Le chirurgien se rend près du malade à onze heures du soir; il introduit dans la vessie une sonde d'argent volumineuse et très-longue, et il la conduit très-profondément, en lui imprimant quelques mouvements, dans le but de traverser et de dissocier le caillot qui remplit le segment inférieur de la vessie et s'applique sur son orifice.

Cette manœuvre a un résultat complet; tout le liquide contenu dans la vessie s'écoule.

La nuit s'achève avec calme.

Le 6 décembre au matin, M. Demarquay est obligé de recourir au procédé de la veille, qui réussit également bien.

Le soir, il faut encore recommencer cette manœuvre, après laquelle une sonde élastique, mise à demeure, fonctionne convenablement.

Le malade, jusqu'alors, avait supporté toutes ces tentatives sans accidents fébriles sérieux et en ne présentant qu'un peu d'accélération du pouls lorsqu'il éprouvait de vives douleurs; mais la scène change; il est pris de frisson pendant la nuit, et la fièvre est intense le 7 décembre à la visite du matin. La sonde est renouvelée, et au milieu de la journée un nouveau frisson se produit. — Sulfate de quinine, 75 centigrammes en trois doses.

Le reste de la journée se passe sans accident.

La nuit, nouveau frisson, vives douleurs dans le petit bassin et jusque dans la région lombaire.

Le 8, fièvre vive le matin; le ventre est très-sensible à la pression.

La sonde ne fonctionne pas mal; elle s'obstrue quelquefois, mais les injections d'eau suffisent pour la rendre perméable. — Sulfate de quinine, *ut suprà*.

Le 9. Les accidents s'aggravent; les douleurs pelviennes et lombaires augmentent; l'intelligence est troublée, le malade est somnolent.

La mort survient à sept heures du soir.

Anatomie pathologique. — L'autopsie n'a pu être pratiquée complétement; nous n'avons pu examiner que la région prostatique avec le segment inférieur de la vessie et la portion périnéale de l'urèthre.

Malgré les introductions répétées d'instruments dans l'urèthre, le canal ne présentait aucune déchirure.

La vessie est enflammée et elle renferme de nombreux caillots.

Le tissu cellulaire du petit bassin est infiltré de pus en arrière du col et du bas-fonds de la vessie; on peut suivre cette infiltration purulente jusqu'au niveau de la plaie chirurgicale qui en a été le point de départ.

La section a porté très-exactement sur la lèvre inférieure du col qui présente une perte de subtance en forme de V.

La profondeur de l'échancrure est de plus d'un centimètre; l'obstacle que la lèvre inférieure pouvait apporter à la miction est anéanti.

L'examen microscopique de cette saillie médiane et de la portion excisée démontre qu'il s'agit d'une simple hypergénèse des éléments de la muqueuse, produite surtout par la multiplication très-exagérée des éléments de la couche profonde du chorion. On y trouve en grande abondance des fibres élastiques.

Les lobes latéraux de la prostate ont chacun le volume d'une noix. L'augmentation périphérique est à peine sensible; c'est surtout dans la cavité uréthrale qne la tuméfaction est appréciable. Le canal est presque complétement comblé. La face interne de chaque lobe présente trois mamelons peu saillants, et à large base, entre lesquels se trouvent des dépressions; la disposition est telle que du côté droit une saillie correspond à une dépression du côté gauche; il y a un certain degré d'engrènement entre les deux lobes. Cette disposition est très-fâcheuse, et l'on comprend que l'espace assez restreint qui reste pour le passage de l'urine se trouve obstrué sous l'influence d'une congestion vers le bassin.

Les veines du réseau prostatique sont très-développées: au niveau du col de la vessie, on distingue aussi plusieurs veines saillantes sous la muqueuse.

L'examen microscopique a été fait avec le plus grand soin par M. Ordoñez.

Les débris enlevés par l'instrument emporte-pièce sont constitués par l'hypergénèse des éléments de la muqueuse. Au-dessous de la couche épithéliale se trouve du tissu fibreux de nouvelle formation et plus profondément une couche épaisse de tissu élastique. Il n'y a pas d'éléments glandulaires.

Les lobes latéraux nous présentent l'altération sénile de la glande au premier degré. Les culs-de-sac de la glande sont volumineux; il y a dans la couche externe de leur paroi de nombreux éléments de tissu fibreux à l'état naissant; l'épithélium est légèrement granuleux.

Observation VII.

Saillie du bord postérieur du trigone vésical, pouvant induire en erreur dans le diagnostic de la valvule du col.

Le 16 décembre 1865, nous avons examiné les

organes urinaires d'un malade âgé de 59 ans qui avait succombé la veille à la Maison municipale de santé, dans le service de M. Cazalis. D'après les renseignements que nous devons à ce savant pathologiste et à son interne, notre ami G. Bergeron, le malade était goutteux, et il a succombé avec les symptômes et les lésions de la paralysie générale. Dans les derniers temps de la vie, il avait de l'incontinence d'urine produite par la gravité des troubles cérébraux.

A l'autopsie, nous trouvons l'urèthre parfaitement calibré, le col de la vessie capable de bien fonctionner, souple et sans aucune saillie.

Les lobes latéraux de la prostate sont un peu augmentés de volume; mais ce qu'il y a de plus remarquable, c'est la saillie du trigone dont le bord postérieur surtout est très-proéminent.

Dans les cas de ce genre, si le malade a des troubles de la miction et qu'on l'explore avec une sonde coudée, la saillie du trigone donne des sensations qui pourraient induire en erreur.

Voici les résultats que nous a donnés l'exploration vésicale, dans ce fait qui peut servir de type.

La sonde coudée étant introduite, si l'on renverse le bec vers le bas-fond de la vessie, il accroche le bord postérieur du trigone plus saillant que d'ordinaire. La sonde, ramenée en avant, donne la sensation d'un obstacle élastique cédant un peu lorsqu'on l'attire vers l'urèthre.

En supprimant la traction, il est facile de constater que la sonde rentre plus avant dans la vessie, repoussée qu'elle est par l'élasticité de l'obstacle.

Si l'on renouvelle la manœuvre, avec la précaution d'abaisser un peu plus vers les cuisses le pavillon de la sonde, la saillie du trigone est encore accrochée, mais moins fortement; elle ne se laisse plus ramener aussi loin en avant, elle s'échappe en glissant sous le bec qui, dégagé aussitôt, vient heurter la lèvre inférieure du col, et comme cette lèvre n'est pas développée sur ce sujet, l'instrument n'éprouve qu'un léger choc à la suite duquel il glisse sans être arrêté par le col de la vessie.

Cette sensation de deux résistances échelonnées est assez caractéristique, et elle ne manquera pas d'éveiller les soupçons.

Ainsi que nous l'avons indiqué, on se mettra à l'abri de l'erreur en ne portant pas l'instrument trop profondément dans la vessie et en évitant de trop relever son pavillon. Dans le même but, on aura toujours soin de commencer l'exploration par la partie supérieure du col et de maintenir le bec appliqué contre la face postérieure de l'orifice, en faisant pivoter la sonde sur son axe. Il ne faut jamais reculer quand on n'est pas arrêté par un obstacle implanté sur le col lui-même.

Dans le cas actuel nous avons parfaitement analysé ces sensations, sur lesquelles nous avons cru devoir insister en raison de leur intérêt pratique.

Paris. — A. PARENT, imprimeur de la Faculté de Médecine, rue Monsieur-le-Prince, 31.

TABLE DES MATIÈRES

www.ingramcontent.com/pod-product-compliance
Ingram Content Group UK Ltd.
Pitfield, Milton Keynes, MK11 3LW, UK
UKHW020245220726
13923UKWH00002B/824

9 782019 247669